DE

LA PEPTONURIE

PAR

E. NOURY

Docteur en médecine de la Faculté de Paris,
Ancien interne des hôpitaux de Caen,
Lauréat de l'École de médecine de Caen.

PARIS

A. PARENT, IMPRIMEUR DE LA FACULTÉ DE MÉDECINE

A. DAVY, successeur

52, RUE MADAME ET RUE MONSIEUR-LE-PRINCE, 16

—

1884

DE

LA PEPTONURIE

PAR

E. NOURY

Docteur en médecine de la Faculté de Paris,
Ancien interne des hôpitaux de Caen,
Lauréat de l'École de médecine de Caen.

PARIS

A. PARENT, IMPRIMEUR DE LA FACULTÉ DE MÉDECINE

A. DAVY, successeur

52, RUE MADAME ET RUE MONSIEUR-LE-PRINCE, 14

1884

C'est à M. le Dr DEBOVE, agrégé de la Faculté, médecin de l'hôpital des Tournelles, que je dois l'idée première de ce travail. Qu'il me permette de lui exprimer ici toute ma reconnaissance pour cette marque de sa bienveillance, et pour l'obligeance avec laquelle il a mis à ma disposition les documents qui m'ont servi de point de départ pour l'étude de la peptonurie.

NOURY.

Nourry.

DE

LA PEPTONURIE

INTRODUCTION.

L'histoire chimique et physiologique des peptones a été l'objet de recherches nombreuses et importantes depuis 1846 jusqu'à nos jours, et c'est à M. Mialhe que revient l'honneur de les avoir provoquées. Malgré cette longue suite de travaux, le débat ne paraît pas encore définitivement clos sur cette question. Si tous les expérimentateurs sont d'accord pour considérer la peptone comme un produit de transformation des matières albuminoïdes, cet accord cesse quand il s'agit de savoir si la peptone est une, ou s'il en existe plusieurs variétés D'après Eichwald, dont l'opinion a été récemment défendue par Poehl (th. de Saint Pétersbourg, 1883), il n'y a qu'une seule peptone, qu'elle provienne de l'albumine de l'œuf, du sérum ou de la fibrine. Selon Lehmann, au contraire, il y a autant de peptones que de matières albuminoïdes diverses. Cette théorie, qui est aujourd'hui la plus généralement adoptée, du moins en France, a été reprise et défendue en 1878 par M. Henninger, dans sa thèse inaugurale. Dans ce remarquable travail, M. Henninger établit qu'aux différentes matières albuminoïdes correspondent des peptones qui en sont dérivées par hydratation. Il est vrai que les diverses espèces de peptones se comportent d'une manière identique en présence des réactifs chimiques ; mais elles se distinguent entre elles par les déviations différentes qu'elles font subir à la lumière polarisée.

Quoiqu'il en soit de ces diverses théories, l'étude si longtemps poursuivie des peptones au point de vue chimique et physiologique, devait avoir pour corollaire l'étude de ces mêmes corps au point de vue pathologique. En particulier, on se demanda si la présence de la peptone dans l'urine, constatée par divers expérimentateurs, n'avait pas une certaine signification clinique : de même qu'on avait étudié avec soin le symptôme albuminurie, ainsi entreprit-on d'étudier le symptôme peptonurie.

Il est difficile de se prononcer dès maintenant sur l'importance pratique des résultats fournis par cet ordre de recherches. Mais ce qui est incontestable, c'est que les cliniciens qui ont entrepris des travaux dans ce sens sont arrivés à des conclusions du plus haut intérêt. A ce titre, leurs travaux méritaient de fixer l'attention.

D'autre part, les faits de cet ordre, qui sont de notion presque vulgaire dans le public médical allemand, ne paraissent pas avoir frappé l'esprit des savants des au—

tres pays. A part un mémoire du Dr Pietro Grocco, inséré dans le numéro de novembre 1883 des « *Annales de médecine et de chirurgie* » de Milan, mémoire qui résume fidèlement les vues des auteurs allemands et autrichiens sur la peptonurie, nous croyons qu'il n'existe aucun document sur ce sujet en dehors de la littérature médicale allemande. C'est du moins ce qui nous paraît résulter des recherches minutieuses que nous avons entreprises à ce point de vue dans les principales publications scientifiques de France, d'Angleterre et d'Amérique. Nous voyons bien quelquefois, il est vrai, mentionner la présence de peptones dans l'urine, mais sans que le fait ait autrement frappé les observateurs, sans qu'aucun d'eux ait cherché à se rendre compte des conditions pathogéniques et de la signification clinique de ce phénomène.

Il nous a paru intéressant de montrer par quelles phases successives a passé cette question de la peptonurie, de résumer brièvement les travaux auxquels elle a donné lieu, enfin d'exposer les conclusions des auteurs qui l'ont étudiée.

C'est le but que nous nous sommes proposé dans ce travail.

Il comprendra quatre chapitres :

1° Un aperçu historique sommaire du sujet ;

2° L'exposé des principales méthodes suivies pour la recherche des peptones dans l'urine ;

3° L'examen des cas pathologiques dans lesquels on a recherché la peptonurie ;

4° L'interprétation pathogénique de ce symptôme et sa signification clinique.

Les deux premières parties n'offrant qu'un intérêt accessoire, nous insisterons plus particulièrement sur les deux autres qui constituent en quelque sorte le cœur même du sujet.

CHAPITRE PREMIER.

APERÇU HISTORIQUE SUR LA PEPTONURIE.

Nous ne saurions entrer dans des développements historiques étendus, sans nous exposer à des redites dans chacun des chapitres suivants. Aussi nous bornerons-nous ici à rappeler les noms des auteurs dont les travaux marquent un point important dans l'étude de la peptonurie, en indiquant sommairement et la nature de ces travaux et les conséquences qui en découlent au point de vue qui nous occupe.

Les observateurs qui se sont occupés les premiers de cette question sont tombés dans une confusion facilement explicable d'ailleurs. Pendant assez longtemps, en effet, bien que la peptone fût reconnue comme ayant une existence indépendante, elle était assez souvent confondue avec l'albumine. L'erreur inverse a été souvent commise également. Cela tenait alors à l'imperfection des moyens chimiques employés pour distinguer les deux corps. Aussi les résultats annoncés par les expérimentateurs soulevèrent-ils à plus d'une reprise de vives contradictions.

Mais, grâce aux progrès incessants de la chimie, à l'emploi de réactifs nouveaux et d'une plus grande délicatesse, il fut enfin possible de séparer entièrement la peptone de toutes les matières albuminoïdes contenues dans l'urine normale ou pathologique, et de caractériser cette peptone d'une manière certaine par des procédés que nous exposerons plus loin. Dès lors, la confusion disparaît, les méthodes deviennent plus précises, et les résultats obtenus, généralement acceptés, peuvent servir de base assurée à l'étude clinique de la peptonurie.

Au cours de ses travaux sur la peptone physiologique, Miahle avait soutenu que cette substance existe constamment dans le sang et qu'elle passe de là dans les divers produits d'excrétion, qu'elle avait été notamment observée dans l'urine. Il annonçait même qu'il était facile de la reconnaître dans ce liquide, pendant la digestion, à sa propriété d'absorber l'iode. Or, cette propriété, sur laquelle Miahle fondait son assertion, est loin d'être caractéristique de la peptone.

Un peu plus tard, à propos de recherches sur l'albuminurie, Christison paraît avoir eu en vue la peptone quand il déclare que dans l'urine non albumineuse il se rencontre néanmoins constamment une substance de nature albuminoïde. Ainsi que le fait observer Maixner, cette opinion de Christison était aussi celle de Becquerel et de Simon.

Avec les auteurs précédents, Harley soutient que l'urine renferme toujours de l'albumine, même à l'état normal. Mais il distingue deux sortes d'albumine : l'albumine ordinaire, précipitable par la chaleur et l'acide nitrique, et une autre albumine, non coagulable par les agents précédents, mais précipitable par l'alcool. Il est permis d'admettre, d'après ce dernier caractère, qu'il s'agit de peptone : mais comment expliquer cette erreur de l'observateur anglais, affirmant que, dans les cas où l'albumine ordinaire fait défaut, l'autre se rencontre toujours dans l'urine?

Béchamp distingue également deux variétés d'albumine dans les urines : son albumine soluble ou *néphrozymase* semble n'être autre chose que de la peptone. Mais sa démonstration de la nature albuminoïde de ce corps est incomplète : ses travaux n'autorisent donc, à cet égard, aucune conclusion fondée.

Tous ces travaux, dont les derniers remontent aux années 1865 et 1866, n'ont en vue que la recherche de la peptone dans l'urine, abstraction faite des conditions pathologiques concomitantes. Cependant, dès 1861, une observation de Frerichs avait attiré l'attention sur les relations possibles entre la peptonurie et l'existence d'états morbides définis.

L'observation de Frerichs avait trait à un malade atteint d'atrophie jaune aiguë du foie : la substance découverte dans l'urine de ce malade était « visqueuse, brune, entièrement semblable, comme aspect et comme odeur, à la masse que l'on obtient, comme produit accessoire, quand on extrait la leucine et la tyrosine des matières protéiques par décomposition au moyen des acides. »

Trois ans plus tard (1864), Eichwald *croit* reconnaître des peptones dans l'urine d'un malade atteint de néphrite parenchymateuse.

En 1868, Gérhardt, se servant de méthodes beaucoup

plus rigoureuses que ses devanciers, trouva dans l'urine de plusieurs malades un corps qu'il appela alors « albumine latente », et que plus tard il déclara identique à la peptone $^{-a}$ de Meissner. Les observations de Gérhardt se rapportent à des cas de syphilis tertiaire, d'empoisonnement par le phosphore, de pneumonie, d'iléotyphus et de fièvre pétéchiale.

L'année suivante, Schultzen et Riess trouvèrent un corps présentant les propriétés des peptones dans l'urine d'un certain nombre de malades atteints, les uns d'empoisonnement par le phosphore, les autres d'atrophie aiguë du foie.

Dans un travail inspiré par Gérhardt, un de ses élèves, Obermüller (th. de Wurzbourg, 1873), confirme les résultats obtenus par le premier ; en outre, il observe la peptonurie dans des cas de scarlatine et de choléra. Obermüller, dans ses recherches, avait employé le même procédé que Gérhardt : la précipitation par l'alcool après séparation de l'albumine par la chaleur et l'acide nitrique.

Nous passons à dessein sur les travaux de Sénator, de Petri, de Leube, d'Alexandre Schmidt, qui n'offrent d'intérêt qu'au point de vue de la technique urologique, et sur lesquels nous aurons d'ailleurs l'occasion de revenir au chapitre suivant.

Avec Hofmeister et Maixner, la question de la peptonurie est nettement portée sur le terrain clinique. Le premier indique les procédés d'analyse rigoureuse de l'urine au point de vue de la peptone ; le second les applique à une série d'observations cliniques, qui lui servent à étayer une théorie rationnelle sur la genèse de la peptonurie. L'important mémoire de Maixner « Sur la présence de l'albumino-peptone dans l'urine, et les conditions de son apparition » (Prague, 1879), marque une étape décisive dans l'histoire de la peptonurie. On peut discuter sur le plus ou le moins de discernement avec lequel l'auteur a accumulé ses observations, sur le plus ou le moins d'évidence qui s'attache à certaines de ses conclusions : ce qu'on ne saurait lui refuser sans injustice, c'est le mérite d'avoir montré la méthode à suivre dans l'étude clinique de la peptonurie, et d'avoir donné de ce symptôme l'interprétation à la fois la plus claire et la plus rationnelle. Les conclusions de Maixner sont déduites d'un ensemble de 56 observations appartenant à 25 maladies différentes.

L'année suivante (1880) Hofmeister, dans un travail intitulé « Contribution à l'étude de la peptone » soumet à une critique judicieuse les procédés employés par ses devanciers pour la recherche de cette substance, et il expose en détail la méthode d'analyse que Maixner avait employée, un an auparavant, sur ses indications. A la même époque, et dans la même publication (Journal de chimie physiologique, de Prague), Hofmeister expose le résultat de ses recherches sur la peptone du pus. Il montre que le pus renferme constamment de la peptone, et que la presque totalité de cette peptone est fixée sur les globules purulents. Ces conclusions du physiologiste de Prague sont de la plus haute importance, en ce sens, qu'elles conduisent à une interprétation rationnelle de la peptonurie dans les processus morbides qui s'accompagnent de suppuration.

S'inspirant de ces travaux de Hofmeister, le professeur Ludwig, de Vienne, appliquait les notions précédentes à l'examen des tissus des leucémiques, et notamment à l'examen du sang de ces malades, en vertu de cette remarque : que l'on ne connaît pas de différence entre les globules du pus et les leucocytes. Dans une communication faite à la Société des médecins de Vienne, en janvier 1881, Ludwig annonça, se fondant sur l'observation de cinq cas, que la peptone existe constamment dans le sang des leucémiques. Nous verrons plus tard de quelle importance est cette conclusion pour l'interprétation de la peptonurie : disons seulement maintenant qu'elle s'accorde parfaitement avec les données des divers auteurs, et qu'elle vient à l'appui de leurs propres conclusions.

Presque à la même époque (février-mars 1881), le Dr Von Jaksch, assistant de la clinique médicale de Prague, publiait le résultat de ses expériences sur l'urine de malades atteints de rhumatisme articulaire aigu. Son mémoire est remarquable par la clarté de l'exposition et la valeur des observations, accompagnées de tracés graphiques qui mettent en relief d'une manière saisissante les relations entre l'apparition de la peptonurie et les principaux épisodes pathologiques. Ses conclusions, que nous aurons à examiner plus tard, offrent un intérêt capital : rapprochées de celles de Maixner, elles permettent, non seulement de se rendre compte de l'apparition de la peptonurie dans la totalité des cas

observés, mais encore de prévoir désormais dans quelles
affections ce symptôme pourra se manifester, bien plus,
de le rattacher avec certitude à tel ou tel incident survenant dans le cours de la maladie.

Après le travail de Jaksch, on peut dire que l'histoire clinique de la peptonurie est bien près d'être complète. La synthèse des faits observés jusqu'alors a permis à Maixner et à Jaksch de formuler les lois relatives
à l'apparition du symptôme peptonurie et à sa valeur
clinique : les faits ultérieurs viendront leur fournir une
confirmation éclatante.

Déjà Jaksch avait montré que la méningite cérébro-
spinale épidémique peut s'accompagner de peptonurie ;
bientôt il publia une observation de kyste ovarique,
dans lequel les données cliniques, confirmées par l'examen nécroscopique, s'accordaient de tout point avec sa
théorie.

Mais il ne s'en tient pas là : pendant les deux années
qui suivent, il étend en quelque sorte le domaine clinique de la peptonurie, en poursuivant l'étude de ce
symptôme dans ses rapports avec un grand nombre de
maladies. Les résultats de ces recherches sont consi-
gnés dans un mémoire publié en 1883, ayant pour titre :
« De la signification clinique de la peptonurie », mémoire dont les conclusions sont appuyées sur l'examen
de 762 cas.

Ainsi, les travaux de Hofmeister sur la recherche de
la peptone dans l'urine, ont permis à Maixner et à Jaksch
d'achever, pour ainsi dire, en quatre ans, l'étude clinique de la peptonurie. Bien que le premier n'ait publié

qu'en 1880 le résultat de ses expériences, il avait cependant, dès 1879, indiqué à Maixner le procédé à suivre pour l'analyse des urines au point de vue des peptones. Quatre ans plus tard, Jaksch résume, d'une façon aussi brillante que complète, les résultats de l'application des données expérimentales aux recherches cliniques, à l'étude de la marche, des complications et du diagnostic de maladies.

CHAPITRE II.

DES MÉTHODES SUIVIES POUR LA RECHERCHE DE LA PEPTONE
DANS L'URINE.

Comment les derniers observateurs ont-ils pu, dans un
si court espace de temps, résoudre d'une façon satisfaisante, et l'on peut dire complète, la question de la
peptonurie dans ses applications à la clinique, alors
que les recherches persévérantes poursuivies par leurs
devanciers durant une période de près de quinze années n'avaient fourni à cet égard que des renseigne-
ments vagues, n'autorisant aucune conclusion positive ?
Quand on examine les procédés employés par les divers
expérimentateurs pour la recherche de la peptone dans
l'urine, il est difficile de ne pas attribuer cette différence
aux perfectionnements introduits successivement dans
les méthodes d'analyse, perfectionnements dont les
découvertes de Hofmeister représentent le dernier
terme.

Nous avons vu combien les résultats des premiers
expérimentateurs sont incertains, et combien la confusion qui règne dans leurs travaux au sujet des caractères attribués à la peptone autorise la défiance à
l'endroit de leurs conclusions.

Jusqu'à Gérhardt (1868), le procédé généralement

employé consistait à précipiter la peptone en traitant par l'alcool l'urine préalablement concentrée au moyen de la chaleur. On obtenait ainsi un précipité que l'on séparait par filtration, et qui se dissolvait dans l'eau : ce précipité était considéré comme formé de peptones, parce que sa solution aqueuse donnait la réaction colorimétrique du biuret.

Gérhardt chercha à donner plus de précision à l'expérience. Voici comment il procédait : L'urine, traitée par la chaleur et l'acide nitrique pour coaguler l'albumine, était filtrée pour séparer le précipité obtenu : la liqueur filtrée était ensuite additionnée d'alcool, et le sédiment qui se formait alors était isolé, puis dissous dans l'eau. La solution aqueuse donnait la réaction de la xanthoprotéine et la réaction du biuret, se troublait par la chaleur, ainsi que par l'addition d'acide nitrique en fortes proportions ; elle donnait aussi un précipité par le ferrocyanure de potassium et l'acide acétique.

Ce dernier caractère indique qu'il ne s'agissait pas de peptone, ou du moins que cette peptone était associée à d'autres matières albuminoïdes ; quant à l'action de l'acide nitrique sur la solution, elle donnerait à penser que le précipité avait retenu peut-être des traces de syntonine.

Il est donc impossible d'accorder une valeur probante aux expériences de Gérhardt, et par suite à celles d'Obermüller, qui suivait exactement les mêmes procédés que son maître.

Les recherches de Schultzen et Riess, ne sont pas

plus concluantes, car ces expérimentateurs indiquent
simplement que le précipité obtenu par l'alcool fut,
après purification complète, reconnu pour une substance
azotée, qu'il brûlait en répandant une odeur urineuse,
et que sa solution précipitait par l'azotate de mercure
et l'azotate d'argent. Ces caractères sont complètement
insuffisants.

La même remarque est applicable aux expériences
de Sénator : d'ailleurs, cet auteur lui-même avoue
qu'il resta indécis sur le point de savoir si les corps
pris pour des peptones n'étaient pas simplement un
produit formé pendant la précipitation de l'albumine.

Les recherches de Petri, dont les résultats furent
publiés en 1876, portent sur un grand nombre d'urines
albumineuses. Petri recherchait directement la peptone
au moyen du réactif cupro-potassique, sans faire aucune
expérience préalable pour séparer l'albumine. Or, ses
conclusions doivent nous inspirer d'autant plus de défiance, au point de vue de la présence des peptones,
que, dans tous les cas où le résultat de l'expérience fut
positif, les réactions observées furent d'autant plus intenses que l'urine avait été dans le principe reconnue
plus riche en albumine. Hofmeister fait remarquer avec
raison, à propos de ces expériences, que l'urine albumineuse peut donner la réaction du biuret, sans pour
cela renfermer aucune trace de peptone.

En 1879, Leube, analysant le précipité obtenu dans
l'urine par l'addition d'alcool, montra qu'il renfermait
une substance qui donnait la réaction du biuret et
la réaction exanthoprotéique, se caractérisant ainsi

comme matière albuminoïde, mais que cette substance, en raison de sa non-diffusibilité, ne pouvait être considérée comme de la peptone. Il est probable que les observateurs cités plus haut ont eu affaire plus ou moins fréquemment à cette substance : de là une cause d'erreur qui s'attache à toutes leurs expériences. Quant à la nature du corps en question, que Leube appelle *paralbumine*, Hofmeister montre qu'il offre tous les caractères de la mucine.

Une autre cause d'erreur, signalée également par Hofmeister, c'est l'insuffisance de la méthode employée pour précipiter l'albumine, insuffisance démontrée jusqu'à l'évidence par un autre observateur allemand, Alexandre Schmidt, dans ses travaux sur la formation de la matière fibrinogène.

Nous arrivons maintenant au point capital de l'étude chimique de la peptonurie, à l'examen des procédés indiqués par Hofmeister, pour la recherche de la peptone dans l'urine. Avec le physiologiste de Prague, nous exposerons d'abord la technique relative à la détermination de la peptone, puis la méthode à suivre pour éliminer complètement de l'urine les autres matières albuminoïdes qu'elle peut contenir, c'est-à-dire l'albumine et la mucine.

Les procédés étudiés par Hofmeister sont rangés par lui sous quatre chefs :

a). Recherche directe de la peptone dans l'urine ;

b). Précipitation par l'alcool ;

c). Précipitation par l'acide tannique ;

d). Précipitation par l'acide phosphotungstique.

A. *Recherche directe de la peptone.* — La réaction du biuret est, dans le cas d'examen direct de l'urine à essayer, la seule qui permette de conclure à la présence de la peptone. Le réactif de Millon doit être rejeté, parce qu'il donnerait un résultat positif dans les urines contenant une matière protéique quelconque. Pour cette raison, on ne peut employer non plus l'iodhydrargyrate de potassium, l'iodure de bismuth et de potassium, l'acide phosphotungstique, l'acide tannique.

D'accord avec Schmidt-Mühlheim, Hofmeister propose de traiter l'urine par la lessive de soude et le sulfate de cuivre. On peut obtenir ainsi la coloration caractéristique du biuret, mais à trois conditions :

1° L'urine doit être préalablement débarrassée de l'albumine et de la mucine, sans quoi la réaction du biuret indiquerait la présence dans l'urine d'une substance protéique quelconque, et non pas spécialement de la peptone. Les autres matières albuminoïdes étant éliminées, on pourra conclure que la coloration obtenue est produite par la présence des peptones.

2° La liqueur doit être incolore ou presque incolore. En effet, dans les liqueurs même faiblement colorées, la réaction du biuret n'est appréciable que si l'urine renferme des peptones en proportion considérable ; pour peu que la coloration soit foncée, la réaction n'est pas perceptible. Pour éviter cet inconvénient, Schmidt-Mühlheim a proposé de décolorer l'urine au moyen du charbon animal ; mais Hofmeister combat cette manière de voir, en démontrant expérimentalement que le charbon animal peut entraîner, en même temps que les matières colorantes, des quantités considérables de peptone.

3° Enfin, il est nécessaire, pour que l'expérience réussisse, que la peptone soit contenue dans l'urine en certaines proportions, car, dit Hofmeister, la réaction du biuret ne commence à être appréciable pour des yeux exercés que lorsque la proportion de peptone atteint 1 gramme et demi par litre d'urine.

B. *Recherche de la peptone après précipitation par l'alcool.* — Ce procédé consiste à traiter l'urine par l'alcool à 95 degrés, à laver le précipité obtenu au moyen d'une nouvelle quantité d'alcool, puis à le dissoudre dans l'eau, et à s'assurer que la solution ainsi obtenue fournit la réaction du biuret. Ce procédé, en admettant même que l'urine ait été préalablement débarrassée de son mucus, offre des inconvénients assez nombreux pour qu'on n'en recommande pas l'emploi.

En premier lieu, il est nécessaire que l'urine ne renferme aucune trace d'albumine-peptone, car cette substance n'est pas complètement insoluble dans l'alcool : une quantité plus ou moins considérable de cette peptone pourait donc échapper à la précipitation.

D'un autre côté, il faut employer une quantité considérable d'alcool ; dans certains cas, il a été nécessaire d'ajouter à l'urine le double de son volume d'alcool et même au-delà : encore faut-il ajouter que, même dans ces cas, le procédé n'offre pas une grande sensibilité.

Enfin, un autre inconvénient avec lequel on doit

compter quand on emploie l'alcool, c'est la lenteur que le précipité met à se former : dans certains cas, après un repos de vingt-quatre heures, l'urine jetée sur le filtre n'y laissait aucun dépôt appréciable, bien qu'elle renfermât de la peptone en proportion notable.

C. *Recherche après précipitation par le tannin.* — C'est le procédé que Maixner a employé dans ses recherches cliniques. Voici comment il le décrit :

La liqueur (complètement privée d'albumine par une série de réactions préalables) est additionnée d'une solution concentrée de tannin : il se forme alors rapidement un précipité. Ce précipité est recueilli, jeté sur un filtre, et lavé avec une solution très légère de tannin et de magnésie ou de sulfate de magnésium, puis mêlé intimement à de la baryte et chauffé pendant très peu de temps. Alors le tannin, précipité à l'état de tannate de baryte, est séparé au moyen du filtre, et le liquide filtré fortement agité à l'air libre jusqu'à ce qu'il se soit décoloré. Puis on filtre de nouveau, car il se sépare ordinairement par l'agitation un précipité floconneux. Le liquide, peu ou point coloré, est additionné d'acide sulfurique étendu, jusqu'à précipitation complète de la baryte : on obtient alors un liquide clair, quelquefois tout à fait incolore, dans lequel on recherche la peptone. Cette peptone, quand elle existe, est décelée par la réaction du biuret et par le réactif de Millon.

Telle est, dans ses traits principaux, la méthode suivie par Maixner. Cet auteur la considère comme d'une correction irréprochable : quant à sa sensibilité, Hofmeister affirme qu'elle lui a permis de déceler dans l'urine la présence de la peptone dans la proportion de 15 centigrammes pour un litre.

D. *Recherche après précipitation par l'acide phosphotungstique.* — Ce procédé est une simplification du précédent. L'urine à essayer est additionnée d'environ un dixième de son poids d'acide chlorhydrique concentré. On ajoute alors une solution acide de phosphotungstate de soude, et l'on filtre immédiatement, sans laisser au précipité qui se produit le temps de se déposer.

Le résidu qui reste sur le filtre est ensuite lavé avec de l'acide sulfurique dilué (3 à 5 p. 100), puis porté dans un vase où on le mêle aussi intimement que possible avec des fragments de baryte. La masse ainsi obtenue est additionnée d'un peu d'eau, et l'on chauffe pendant très peu de temps. La liqueur, séparée par filtration des combinaisons insolubles de la baryte, est traitée comme dans le procédé précédent pour obtenir la réaction du biuret.

Maixner n'emploie pas l'acide phosphotungstique, non plus que l'acide phosphomolybdique et l'iodomercurate de potassium, parce que, dit-il, un certain nombre de corps qui se rencontrent dans l'urine normale donnent des précipités avec ces réactifs. Nous croyons que ce reproche n'est point fondé quand on a soin d'employer le phosphotungstate ou le phosphomolybdate de sodium en solution *acide*.

Hofmeister déclare que ce procédé lui paraît le mieux approprié aux études cliniques. Il est commode et n'exige que peu de temps : en outre, il est d'une grande sensibilité, puisqu'il a permis de constater la réaction du biuret avec de l'urine contenant seulement 10 centigrammes de peptone pour un litre. C'est ce procédé que Jaksch a employé dans toutes ses recherches cliniques.

Il est à peine besoin d'ajouter que les conditions de l'expérience étaient d'ailleurs celles indiquées pour la production de la réaction colorimétrique du biuret. La liqueur, toujours acide, était examinée dans un récipient en verre, sous une épaisseur de 4 à 5 centimètres.

L'intensité de la coloration violette caractéristique tenait lieu de procédé de détermination quantitative de la peptone. Dans ce but, Jaksch recueillait toutes les liqueurs ayant fourni un résultat positif dans des verres à pied d'égales dimensions. La comparaison des divers degrés de coloration permettait de se rendre par la vue un compte exact des oscillations journalières dans les proportions de la peptone urinaire.

Élimination de la mucine. — Les urines pathologiques renferment souvent une plus ou moins grande proportion de mucus : il n'est même pas très rare d'en rencontrer dans l'urine de sujets en bonne santé. Or, comme la mucine, en sa qualité de matière albuminoïde, donnerait, après précipitation par le tannin ou l'acide phosphotungstique, la coloration violette du biuret, il importe d'éliminer cette cause d'erreur possible préalablement à toute recherche de peptone.

On obtient cette élimination en précipitant l'urine au

moyen d'une solution d'acétate de plomb. Il n'est point nécessaire de saturer l'urine : on ajoute peu à peu la solution plombique en agitant le mélange, jusqu'à ce qu'il se produise un précipité épais, floconneux. On peut alors filtrer : le liquide que l'on obtient ne renferme nulle trace de plomb, et cependant toute la mucine a disparu. La preuve, c'est qu'en traitant la liqueur par l'alcool, on provoque la formation d'une masse de petits cristaux, qui recueillis et jetés dans l'eau, s'y dissolvent complètement sans donner aucune trace de la réaction du biuret.

Cette précipitation par le plomb est surtout indispensables dans les urines pathologiques très chargées et troubles. Bien qu'on puisse à la rigueur passer outre quand il s'agit d'urine normale, l'emploi de l'acétate de plomb a cependant, même dans ce cas, son utilité. C'est d'abord une mesure de précaution : en outre, la précipitation par le plomb, comme le fait remarquer Hofmeister, a pour conséquence une remarquable décoloration de l'urine, ce qui permet d'obtenir ultérieurement la coloration du biuret avec une grande netteté.

Elimination de l'albumine. —Plusieurs procédés ont été indiqués par Hofmeister. Nous croyons qu'il n'est pas nécessaire d'avoir recours à l'oxyde de plomb dont il est toujours difficile de faire disparaître ensuite les dernières traces dans la liqueur. L'emploi de l'acide acétique et du ferrocyanure de potassium constitue un moyen d'une extrême sensibilité, puisque, d'après les expériences de Hofmeister, il permet de déceler l'albumine en solution aqueuse à 1/50,000. On peut donc considérer l'urine comme entièrement libre d'albumine quand ce procédé donne un résultat négatif. Dans le cas contraire, en traitant l'urine d'une façon répétée, s'il est nécessaire, par l'acétate de sodium et le chlorure ferrique, comme l'a fait Jaksch, on obtient un liquide qu'on peut considérer comme ne renfermant plus trace d'albumine.

Voici donc comment il convient d'opérer : L'urine est traitée d'abord par la chaleur et l'acide nitrique. S'il se forme un précipité, on le sépare par filtration, et l'on traite le liquide filtré par l'acide acétique et le ferrocyanure de potassium. Ce dernier essai se fait directement sur les liquides qui ne précipitent point par la chaleur et l'acide nitrique. Si l'urine additionnée d'acide acétique et de ferrocyanure ne présente aucun trouble, on peut la considérer comme exempte d'albumine et rechercher alors la peptone. Vient-elle au contraire à se troubler, si légèrement que ce soit, elle est de nouveau filtrée, puis traitée par l'acétate de sodium et le chlorure ferrique, neutralisée et portée à l'ébullition. La liqueur filtrée est de nouveau essayée avec l'acide acétique et le ferrocyanure de potassium, et ainsi de suite, jusqu'à ce que ces deux réactifs ne donnent plus aucun trouble appréciable. C'est alors seulement qu'on recherche la peptone, en précipitant l'urine ainsi traitée, soit par le tannin, soit par l'acide phosphotungstique.

Les expériences de Hofmeister, en montrant que ce procédé permet d'éliminer complètement l'albumine, établissent que la peptone ne se trouve en aucune proportion dans les précipités successifs, mais qu'elle reste en totalité dans l'urine.

CHAPITRE III.

PROCESSUS MORBIDES DANS LESQUELS ON A CONSTATÉ LA PEPTONURIE.

L'examen des procédés employés par les divers expérimentateurs pour la recherche de la peptone dans l'urine nous conduit à éliminer toutes les observations antérieures à celles de Maixner. En effet, il résulte des considérations que nous avons exposées au chapitre précédent, que les expériences faites d'après la méthode indiquée par Hofmeister sont seules vraiment concluantes. Les recherches antérieures à Maixner n'offrent qu'un intérêt historique : nous nous sommes borné à les indiquer dans la première partie de ce travail, et nous croyons inutile d'y revenir ici.

Restent les observations de Maixner et de Jaksch. Elles méritent toute notre attention, car la plupart d'entre elles ont été faites à l'aide de méthodes précises et avec un esprit scientifique rigoureux. Ce sont elles seulement qui ont pu conduire leurs auteurs à des conclusions légitimes sur la nature de la peptonurie et sur son interprétation au point de vue clinique.

Les observations de Maixner, les premières en date, portent sur 56 cas différents, qui se répartissent ainsi :

Anémie pernicieuse...................... 1
Tuberculose miliaire aiguë.............. 2
Intoxication phosphorée................. 2
Iléo-typhus............................. 5
Fièvre intermittente.................... 1
Méningite cérébro-spinale épidémique.....
Pleurésie séreuse....................... 8
Epanchements purulents de la plèvre...... 3
Bronchorrée............................. 2
Tuberculose pulmonaire.................. 6
Pneumonie............................... 7
Carcinome de l'estomac.................. 1
Catarrhe intestinal chronique........... 1
Abcès péritonéal........................ 1
Péritonite chronique séreuse............ 1
Abcès rétro-péritonéal.................. 1
Abcès aigu du foie...................... 1
Hépatite interstitielle aiguë........... 1
Néphrite parenchymateuse aiguë.......... 2
Néphrite interstitielle chronique....... 2
Rein amyloïde........................... 3
Abcès par congestion.................... 1
Spondylite cervicale.................... 1
Myélite chronique....................... 1
Kyste ovarique multiloculaire........... 1

Sur ce total de 56 cas, 29 ont présenté de la peptonurie à une certaine période de leur évolution. Avant
d'examiner en détail les résultats fournis par ces observations, il convient de rappeler brièvement la marche
suivie par Maixner pour la recherche de la peptone.

Maixner précipitait par le tannin l'urine débarrassée
de l'albumine et de la mucine. Après avoir traité ce
liquide comme il a été indiqué au chapitre précédent,
selon les indications de Hofmeister, il cherchait si la
liqueur incolore ou très légèrement teintée en jaune

obtenue après précipitation de la baryte donnait la réaction du biuret. Dans le cas où cette épreuve était négative ou seulement douteuse, la solution était concentrée au bain-marie, puis examinée de nouveau au point de vue de la coloration violette du biuret.

En outre, une partie de la solution incolore était traitée par le réactif de Millon, en sorte que ces deux expériences parallèles étaient, pour ainsi dire, le critérium l'une de l'autre.

Ajoutons enfin que les dernières traces d'albumine étaient éliminées, dans la plupart des cas, au moyen de l'hydrate d'oxyde de plomb. L'urine était mêlée avec cette substance, en proportions égales, chauffée et filtrée, puis essayée au point de vue des peptones.

Examinons maintenant les résultats obtenus par Maixner.

Anémie pernicieuse. — L'observation offre ceci de particulier, que le malade présenta de la fièvre et des signes de péricardite. Un premier examen des urines, fait pendant la durée des symptômes fébriles fut négatif; un second, pratiqué au moment de la défervescence, montra une coloration assez nette de la liqueur traitée par le réactif de Millon.

Tuberculose miliaire. — Un premier malade présenta, outre les signes de la tuberculose pulmonaire, ceux de la méningite cérébro-spinale tuberculeuse. On ne trouva pas de peptone dans ses urines.

Chez un second malade, deux essais, à trois jours

d'intervalle l'un de l'autre, restèrent sans résultat. Un troisième essai indiqua nettement la présence de peptone dans l'urine: or, il convient de faire remarquer que l'examen cadavérique montra qu'il existait, à cette dernière époque, une arthrite aiguë suppurée du genou gauche.

Empoisonnement par le phosphore. — Des deux cas observés par Maixner, l'un se termina par la guérison, l'autre par la mort. Dans les deux, les urines étaient riches en peptone ; et l'intensité de la peptonurie semblait en rapport avec l'intensité des symptômes d'intoxication.

Iléo-typhus. — Les cas d'iléo-typhus se répartissent ainsi : Un cas grave, terminé par la mort : peptonurie, trois cas légers, guérison : pas de peptonurie ;

Un cas compliqué de diphthérie pharyngée et de scarlatine, terminaison fatale : peptonurie douteuse.

Méningite cérébro-spinale épidémique. — Le cas unique rapporté par Maixner s'accompagnait d'une peptonurie intense.

Pleurésie séreuse. — Dans quatre cas, où la pleurésie était indépendante d'une lésion chronique du poumon, l'analyse des urines démontra la présence de peptone en plus ou moins grandes proportions. Mais un fait digne de remarque est celui-ci : les exsudats furent examinés après une ponction : or, l'urine fut trouvée d'autant plus riche en peptone que l'exsudat avait présenté une plus forte proportion de globules blancs.

Les autres cas de pleurésie, au nombre de quatre, dans lesquels l'épanchement pleural était lié à la tuberculose pulmonaire, ne prêtent à aucune considération spéciale. La peptonurie fut nulle dans un cas ; dans les trois autres, elle existait à des degrés divers. Il est à remarquer toutefois que dans un de ces cas, où l'urine se montra riche en peptone, l'examen de l'exsudat avait démontré la présence dans le liquide d'une grande quantité de corpuscules lymphatiques.

Pleurésie purulente. — Les trois observations de Maixner offraient des caractères cliniques bien différents. Mais elles présentaient ceci de commun : abondance de l'épanchement purulent, peptonurie très marquée.

Tuberculose pulmonaire. — Deux cas sur six présentèrent nettement de la peptonurie. Le premier est remarquable en ce que la tuberculose pulmonaire s'accompagnait de tuberculose laryngo-trachéale et intestinale, qu'il existait de nombreuses cavernes pulmonaires, une sécrétion bronchique abondante et de la purulence des crachats. Dans le second de ces cas, on trouva à l'autopsie, outre des tubercules dans les principaux viscères, de nombreuses cavernes pulmonaires ; il existait en outre un exsudat pleurétique abondant du côté gauche.

Pneumonie. — La pneumonie est de tous les processus morbides observés par Maixner celui dans lequel la peptonurie s'est manifestée de la façon la plus constante. On pourrait objecter que, dans un certain nombre de cas, une autre affection, telle qu'un épanchement pleural, venait compliquer la pneumonie. Oui, mais dans d'autres cas, où la pneumonie ne s'accompagnait d'aucune autre manifestation morbide, la peptonurie n'en fut pas moins observée. Des sept observations de Maixner, deux surtout nous semblent concluantes à cet égard : nous les rapportons ici, parce qu'elles sont intéressantes, tant au point de vue de la peptonurie en elle-même qu'à celui de ses relations avec les symptômes cliniques observés.

I. (Obs. 36 de Maixner). — K... P..., 20 ans, mineur, entré à la Clinique le 13 avril. Diagnostic clinique, pneumonie croupale du lobe inférieur gauche. La maladie a débuté le 7 avril, par un frisson.

15 avril. Apyrexie. L'infiltration pneumonique s'élève jusqu'à l'épine de l'omoplate : râles à fines bulles dans les parties déclives. Crépitation dans toute l'étendue du poumon. Légère sonorité à la percussion.

Urine du 14 avril : 300 cent. cub.; — poids spécifique : 1010. Coloration brun clair, — renferme du mucus et est légèrement albumineuse. Elle est chauffée avec de l'hydrate de protoxyde de plomb, Pb (OH)². Le tannin fournit un précipité abondant. *Réaction du biuret légère*; *réaction de Millon manifeste.*

Le 16. Persistance de la matité; râles crépitants et bronchiques plus abondants. — Urine : 1000 cent. cub.; — poids spécifique : 1020, de coloration brun clair, légèrement muqueuse, pas d'albumine. — Après précipitation par l'acétate de plomb, l'addition de tannin produit un précipité abondant. — *Réaction du biuret légère*; *réaction de Millon évidente.*

Le 17. La résolution marche, les râles sont plus épais. — Urine : 1000 cent. cub.; — poids spécifique : 1015. Coloration jaune clair, sédiment phosphatique abondant; pas de mucus ni d'albumine. Précipitation par l'acétate de plomb. — Le tannin donne un précipité épais. — *Réactions du biuret et de Millon intenses.*

Le 18. Au niveau des parties qui ont été enflammées, le son est presque partout parfaitement clair à la percussion. Murmure vésiculaire rude par endroits ; râles crépitants disséminés, râles bronchiques abondants. — Urine : 1200 cent. cub., poids spécifique : 1018 ; pas de mucus ni d'albumine : sédiment uratique et phosphatique moindre que les jours précédents. Précipitation par l'acétate de plomb. Le précipité obtenu par le tannin est abondant. — *La réaction du biuret est très manifeste, même dans la liqueur de baryte non filtrée ; réaction de Millon très prononcée.*

Le 24. Matité en quelques points isolés ; au niveau de ces points le bruit respiratoire est indistinct. Râles humides encore étendus. — Urine, 1200 cent. cub. ; poids spécifique : 1014. Coloration jaune clair ; pas d'albumine ni de mucus. L'urine traitée directement par le tannin donne un précipité un peu plus léger que précédemment. — *Réaction du biuret et réaction de Millon légères.*

II. (obs. 38 de Maixner). — N... F..., 37 ans, serrurier, entré à l'hôpital le 5 juin, transporté à la clinique le 8 juin. Diagnostic : pneumonie croupale droite.

Le début remonte au 3 juin : il a été signalé par un frisson et un point de côté. — Tout le poumon droit est hépatisé, aucun râle crépitant.

Urine du 9 juin, c'est-à-dire au sixième jour de la maladie : 800 cent. cub., poids spécifique, 1022. Elle offre une coloration brun foncé, renferme de l'albumine. Après coagulation par la chaleur, elle est filtrée, puis chauffée avec de l'hydrate d'oxyde de plomb. Précipité abondant par le tannin. — *Réaction du biuret incertaine ; réaction de Millon intense.*

Survient l'apyrexie ; l'infiltration pneumonique a gagné le sommet ; à la base, râles crépitants disséminés. — Urine : 1000 cent. cub. ; poids spécifique : 1022, colorée en rouge-brun, légèrement trouble, contenant de l'albumine et de la mucine. Coagulation par la chaleur. L'urine filtrée est ensuite chauffée avec de l'hydrate de plomb. Le tannin produit un précipité abondant. — *Réaction du biuret plus marquée que la veille ; réaction de Millon très manifeste.*

11 juin. La matité n'est pas essentiellement modifiée ; toutefois à la base on perçoit une légère sonorité ; à ce niveau, râles crépi-

tants nombreux et souffle. — Urine, 1500 cent. cub.; poids spécifique : 1019; mucus et albumine. Elle est chauffée avec l'hydrate
de plomb. Le tannin forme un précipité abondant. — *Réaction du
biuret déjà marquée avant la concentration de la liqueur de baryte,
réaction de Millon manifeste.*

Le 13. La résolution ne marche pas régulièrement; la crépitation et le souffle sont perceptibles comme il y a deux jours. —
Urine, 700 cent. cub.; poids spécifique : 1018; pas d'albumine.
Précipitation par l'acétate de plomb. Le tannin continue à donner
un précipité aussi abondant. — *Réaction du biuret fortement marquée; réaction de Millon intense.*

Le 16 juin. A l'exception de la région scapulaire, toute la poi-
trine est sonore; çà et là, rudesse du murmure vésiculaire, respiration légèrement bronchique par places. Crachats très abondants.
— Urine : 700 cent. cub.; poids spécifique : 1015, de couleur jaune
foncée : pas d'albumine. Précipitation directe par le tannin : le
précipité est médiocrement abondant. — *Réaction du biuret et
réaction de Millon douteuses.*

Ce qu'il faut retenir de ces observations, c'est le fait
de l'apparition de la peptonurie pendant le stade de résolution, sa persistance tant que dure la résorption de
l'exsudat, sa disparition dès que le retour à l'état normal est parfait.

Les observations de Maixner relatives à d'autres affections ne prêtent à aucune considération spéciale; elles
portent d'ailleurs sur des cas peu nombreux. Nous nous
bornerons à exposer les résultats obtenus dans un tableau d'ensemble.

Maladies	Nombre de cas observés.	Résultats positifs.	Résultats négatifs.
Fièvre intermittente..........	1	»	1
Bronchorrée................	2	2	»
Carcinome de l'estomac.......	1	1	»

Noury.

Catarrhe intestinal chronique..	1	1	»
Abcès péritonéal...............	1	1	»
Abcès rétro-péritonéal........	1	1	»
Péritonite chronique séreuse..	1	»	1
Abcès aigu du foie...........	1	1	»
Hépatite interstitielle aiguë.....	1	»	1
Néphrite parenchymat. aiguë.	2	»	2
Néphrite interstit. chronique..	2	»	2
Dégénéresc. amyloïde des reins.	2	»	2
Pyélonéphrite................	1	1	»
Abcès par congestion.........	1	1	»
Spondylite....................	1	»	1
Myélite, fistule sacrée.........	1	»	1
Kyste ovarique colloïde.......	1	»	1

Nous verrons plus tard comment il faut interpréter ces résultats, et comment s'explique la différence qu'ils peuvent présenter dans les maladies semblables.

Les recherches de Maixner sont passibles de plusieurs objections. Dans certains cas, il a cru pouvoir se dispenser de suivre la méthode de Hofmeister dans toute sa rigueur. Il ne serait pas juste de lui en faire un reproche sérieux, car l'examen des cas dans lesquels il a cru pouvoir tempérer la rigueur des procédés d'analyse montre que cet adoucissement apporté à la méthode était justifié.

Mais ce que l'on pourrait lui reprocher avec plus de raison, c'est, d'une part, l'insuffisance numérique des cas sur lesquels il appuie ses conclusions, et d'autre part le défaut de suite dans les analyses de l'urine des différents malades.

Quant à la première objection, relative à l'insuffisance numérique des observations, elle ressort d'un coup d'œil jeté sur le tableau précédent. La seconde est basée sur ce fait, que dans un certain nombre d'observations, il n'y a eu qu'une seule analyse de l'urine, ou que ces analyses ont été faites à des intervalles trop éloignés. En un mot, il semble que, dans certains cas du moins, les observations n'ont pas été faites avec toute la rigueur et tout le discernement désirables. Quand le résultat est positif, nous pouvons jusqu'à un certain point le regarder comme acceptable ; mais nous pensons qu'on ne peut se fonder sur une seule observation négative, ou même sur deux ou trois observations, pour conclure à la non-existence de la peptonurie dans une affection donnée, alors qu'on s'est contenté d'un seul examen de l'urine fait à une période quelconque de la maladie.

Toutefois, il est juste de reconnaître que, pour certaines affections, la pneumonie, la tuberculose, la pleurésie, par exemple, le nombre des observations peut être considéré comme suffisant, que leur valeur est indiscutable, et que la rigueur avec laquelle elles ont été suivies entraîne la conviction relativement aux conclusions qui en découlent. Cela est vrai surtout pour la pneumonie ; la parfaite concordance entre tous les résultats donne aux conclusions une valeur singulière. On peut dire que cette partie du travail de Maixner est de beaucoup la plus importante et aussi la plus intéressante au point de vue des données qu'elle fournit à l'étude de la peptonurie.

Si nous nous sommes cru autorisé à formuler ces quelques critiques au sujet des observations de Maixner, nous ne pouvons que louer le travail de Jaksch sur la peptonurie dans le rhumatisme articulaire aigu, et accepter entièrement ses conclusions.

Jaksch a cherché la peptonurie dans douze cas de rhumatisme articulaire aigu; et il l'a toujours constatée. Ses observations sont complètes et accompagnées de tracés graphiques qui permettent de saisir la corrélation entre l'apparition de la peptone dans l'urine et les divers incidents du processus pathologique. Nous croyons devoir en citer quelques-unes, parce que leur examen nous semble de nature à entraîner la conviction, et que la lecture de ces observations est tout-à-fait démonstrative pour la conception pathogénique que nous exposerons au chapitre suivant.

III. (Obs. II. de Jaksch.). — S. F..., 27 ans, journalier, a contracté à 8 ans un rhumatisme articulaire aigu : bien portant depuis cette époque, il est pris, le 23 novembre 1879, d'un accès de fièvre avec douleurs violentes et gonflement des articulations du poignet, du genou et du cou-de-pied gauches.

Le malade entre en traitement à l'hôpital le 25 novembre, et est transféré à la Clinique le 26. Etat du malade à cetteépoque: homme fortement constitué. Rougeur tout à fait caractéristique, tuméfaction et endolorissement des deux poignets, de l'épaule gauche et du genou droit, cœur augmenté dans toutes ses dimensions : bruit aux deux temps à l'orifice mitral.

Prescription : Salicylate de soude, 1 gramme toutes les heures.

La diminution de la fièvre et de la douleur seproduit, après l'administration de 18 grammes de salicylate, dans l'après-midi du 27 novembre. La température, qui s'élevait, ce jour-là, à 4 heures du soir, à 38°,8, tombe graduellement pour atteindre 37,6 à 10 heures du soir. A ce moment, la douleur a complètement disparu des articulations malades ; le gonflement et la rougeur ont diminué. Le malade transpire abondamment, et s'endort.

L'urine rendue du 27 à 8 heures du matin au 28 même heure présente à un léger degré, la réaction de la peptone.

Le 28, à 8 heures du matin, la température est à 38°, les articulations atteintes sont encore gonflées et quelque peu douloureuses. Dans le courant de la journée la température revient à la normale les symptômes articulaires disparaissent en même temps.

Le lendemain matin 29, le malade est déjà en état de mouvoir toutes les articulations librement et sans douleur.

L'urine du 28 au 29, 8 heures du matin, présente une réaction de peptone extrêmement intense.

24 heures plus tard, cette réaction est minime.

Les jours suivants, le salicylate de soude est continué à petites doses ; le 4 décembre, le malade, guéri, sort de l'hôpital.

IV. (Obs. III de Jaksch). — J. F..., 17 ans, cordonnier, a eu la scarlatine dans son enfance, la fièvre intermittente il y a quatre ans. Sa maladie actuelle a débuté, il y a dix jours, par une tuméfaction considérable et des douleurs lancinantes du genou droit. A son entrée à la Clinique, le 21 décembre, après midi, on constate que le genou et le cou-de-pied du côté droit sont le siège d'une poussée rhumatismale très intense, et qu'il se manifeste de la douleur et de la rougeur au niveau de l'articulation coxo-fémorale.

Le salicylate de soude est prescrit à la dose de 50 centigrammes toutes les heures.

Le lendemain 22 au matin, le mal a abandonné le cou-de-pied droit, les douleurs ont augmenté dans les deux hanches ; l'affection du genou droit est demeurée stationnaire.

L'urine excrétée du 21 décembre, 4 heures après-midi, au 22, 8 heures du matin, donne une *réaction de peptone extrêmement intense.*

Au bout de vingt-quatre heures, le gonflement du genou est complètement dissipé : *beaucoup de peptone dans l'urine.*

Dans les vingt-quatre heures qui suivent (du 23 au 24 décembre), la douleur persiste encore dans le genou, mais sans gonflement : l'urine ne contient que *peu de peptone.*

25 décembre, le genou paraît plus gonflé : sous l'influence du salicylate, l'affection va diminuant de nouveau jusqu'au 26 au matin, et de nouveau apparaît dans l'urine une *réaction intense de peptone.*

Toutefois, le 26 survient une légère tuméfaction qui rétrograde jusqu'au matin du 27. L'urine rendue du 26 au 27, 8 heures du matin, donne une *réaction légère.*

Vingt-quatre plus tard, elle ne donne *plus rien.*

Bien que le genou ne soit plus tuméfié, la douleur persiste dans cette articulation. Sous l'influence du salicylate de soude à petites doses, elle disparaît en quelques jours.

2 janvier, il reste encore un peu de raideur dans le genou droit. Après plusieurs jours, surviennent, sans apparition de phénomènes locaux, de nouveaux mouvements fébriles. L'examen de l'urine pendant cette période n'y montre *pas trace de peptone.*

Le malade quitte la Clinique le 13 janvier.

V. (Obs. XII de Jaksch). — J. H..., 18 ans, fille d'un vernisseur, a eu, à 10 ans, une attaque de rhumatisme articulaire aigu, qui a duré cinq semaines. Son affection actuelle a débuté le 26 décembre 1880, par de la douleur et du gonflement du cou-de-pied et des articulations métacarpo-phalangiennes.

A son entrée à la Clinique, le 31 décembre 1880, on reconnaît une affection rhumatismale des articulations carpiennes et métacarpophalangiennes des deux mains, ainsi que des articulations tarsiennes des deux membres inférieurs. Bruit aux deux temps à la pointe.

Du 31 décembre au 1er janvier, sous l'influence du salicylate de soude, le gonflement diminue un peu aux deux pieds seulement. L'urine émise pendant cet intervalle donne une *faible réaction de peptone.*

Vingt-quatre heures plus tard, le gonflement et la douleur des deux pieds ont disparu ; l'urine donne la réaction de la peptone *avec une extrême intensité.*

Au bout de quarante-huit heures, les deux poignets aussi sont complètement libres. L'urine rendue pendant ce temps (du 2 au 3 janvier) donne également une *réaction de peptone extrêmement intense.*

Le 3 janvier, il y a encore un léger endolorissement des deux poignets et des deux cous-de-pied, sans nul gonflement toutefois.

Le salicylate de soude est continué, et le 4 au matin, l'affection des articulations métacarpo-phalangiennes a disparu. La réaction de la peptone, dans l'urine du 3 au 4, est *légère* ; vingt-quatre heures plus tard, elle est *minime*.

Les articulations sont libres, la malade paraît être en pleine convalescence, et dans l'urine du 5 au 6 janvier, on ne trouve *pas de peptone.*

Dans la matinée du 6, la malade accuse des douleurs dans le poignet droit, qui est tuméfié ; il est survenu également de la douleur, mais sans tuméfaction, dans le genou gauche.

Comme la malade se refuse à continuer le salicylate de soude et accuse des douleurs d'estomac, ce médicament est remplacé par le benzoate de soude, qu'on administre, à partir de ce moment, à la dose de 50 centigrammes d'heure en heure.

Le lendemain matin, 7 janvier, la tuméfaction du poignet a un peu diminué ; l'urine (6 au 7 janvier) donne une *légère réaction de peptone.* Les douleurs persistent dans le genou gauche.

Le 7 au soir, la malade a une fièvre intense.

Le 8 au matin, aucun changement dans l'état de la malade, la fièvre se continue, violente. L'urine du 7 au 8 donne une *faible réaction de peptone.*

Dans la journée du 8, la fièvre persiste dans son intensité, ainsi qu'on s'en assure toutes les deux heures : cependant la tuméfaction de la main droite disparaît complètement, et l'urine rendue du 8 au matin au 9 au matin donne *avec une grande intensité* la réaction de la peptone.

Le 9 au matin, les douleurs persistent dans le poignet, le genou et le cou-de-pied du côté droit, sans tuméfaction toutefois ; le gonflement a reparu dans le poignet gauche et le genou du même côté.

Le 10 au matin, l'endolorissement a disparu, il est vrai, du poignet, du genou et du cou-de-pied droits ; par contre, à gauche, la tuméfaction du poignet et du genou n'a subi aucune modification. L'urine n'indique *aucune trace de peptone.*

Vingt-quatre heures plus tard (10-11 janvier), la tuméfaction des articulations indiquées plus haut a disparu : *réaction de peptone très marquée.*

Le 12 au matin, toutes les articulations sont entièrement libres et cependant encore douloureuses. Cet endolorissement disparaît en quelques jours sous l'influence du benzoate de soude. L'urine du 11 au 12 janvier est absolument *dépourvue de peptone.*

Le 19, le genou gauche semble de nouveau quelque peu tuméfié. Ce gonflement persiste malgré l'administration du benzoate de soude, et des applications iodées, continuées jusqu'au 29 janvier, jour où la malade quitte la clinique.

Ces trois observations suffisent pour montrer la marche de la peptonurie dans ses rapports avec les accidents du rhumatisme articulaire aigu. La coïncidence de la peptonurie avec la disparition du gonflement articulaire est saisissante. A ce point de vue, cette dernière obser‑ vation est absolument typique; nous ajouterons que les conclusions qui en résultent sont pleinement confirmées par l'examen de toutes les autres observations de mani‑ estations articulaires aiguës de nature rhumatismale.

Quant à l'influence qu'on pourrait supposer au sali‑ cylate de soude sur la production de ce phénomène, 'auteur prévoit cette objection; il prend soin de la dis‑ cuter : nous verrons plus tard ce qu'il faut en penser.

Si nous avons commencé l'étude des travaux de Jaksch par ses observations de rhumatisme articulaire aigu, et si nous nous sommes un peu étendu sur ces ob‑ servations, c'est qu'elles constituent la partie la plus importante et la plus originale de ses recherches. Maix‑ ner, en effet, n'avait pas étudié cette affection au point de vue de la peptonurie. Jaksch dirige ses recherches dans ce sens, et il semble qu'après ses observations si nettes et si probantes, le dernier mot soit dit sur les rapports de la peptonurie avec le rhumatisme aigu des articulations.

Antérieurement à ces recherches sur le rhumatisme, Jaksch avait publié deux observations de méningite cérébro-spinale épidémique, toutes deux accompagnées de peptonurie. Ces données confirmaient donc celles de Maixner, qui, dans l'unique cas qu'il rapporte, avait constaté la peptonurie au cours de la méningite cérébro-spinale épidémique. Ultérieurement, Jaksch eut encore l'occasion d'examiner trois cas de ce genre : l'apparition de la peptonurie survint d'une manière constante.

Une autre partie également intéressante des études du savant clinicien de Prague est celle qui a trait à la pneumonie. Ses observations portent sur vingt-neuf cas : dans vingt-quatre de ces cas, il constata de la peptonurie.

Deux de ces cas méritent d'être rapportés. Le premier est surtout intéressant au point de vue de la marche de la peptonurie dans la pneumonie. En voici l'observation :

VI (von Jaksch). — Un menuisier de 20 ans est reçu à la Clininique le quatrième jour de sa maladie (6 décembre 1879). L'examen du malade permet de constater les signes physiques d'une pneumonie lobulaire droite. A droite, sur toute la partie antérieure du thorax jusqu'à la sixième côte, diminution de la sonorité, respiration bronchique, râles crépitants disséminés. En arrière, affaiblissement du murmure vésiculaire jusqu'à l'angle de l'omoplate, souffle bronchique, quelques râles sibilants.

L'examen de l'urine émise ce jour-là donne une *très-légère réaction de peptone.*

7 décembre. L'affaiblissement de la sonorité commence, en avant et à droite, à la troisième côte. Sur toute la région thoracique antérieure droite, souffle bronchique et râles à profusion : à droite et en arrière, la matité s'étend jusqu'à au moins un travers et demi de doigt au-dessus de l'angle inférieur de l'omoplate ; l'auscultation donne les mêmes résultats qu'en avant. Fièvre intense. L'examen des urines de ce jour donne une réaction de peptone *extrêmement intense.*

Le 8. Depuis la veille, aucune modification notable dans les signes physiques. Les limites de la matité sont les mêmes. Râles extrêmement abondants dans toute l'étendue du poumon malade. *Urine riche en peptone.*

Le 9. A droite, en avant, la percussion donne un son affaibli au-dessus de la clavicule, et plus bas un tympanisme obscur. A l'auscultation, râles à grosses bulles extrêmement abondants, que couvre entièrement le bruit respiratoire.

En arrière, au-dessus de l'épine de l'omoplate, matité, souffle bronchique ; dans toute la partie inférieure du poumon, râles abondants très-étendus. Température encore très élevée. *Urine riche en peptone.*

Le 10. A droite, sur toute la région thoracique antérieure, son légèrement tympanique à la percussion, râles abondants. En arrière, au-dessus de l'épine de l'omoplate, le son est encore quelque peu obscur : râles abondants, murmure vésiculaire léger. *Peptonurie intense.*

Le 11. La percussion donne partout, en avant et en arrière, un son clair et retentissant ; murmure vésiculaire normal ; râles assez nombreux. *Peptonurie assez intense.*

Le 12. Râles disséminés, rares. *Peptonurie légère.*

Le 13. Râles très rares. *Peptonurie légère.*

Le 14. Râles tout à fait rares ; tous les autres signes normaux. *Plus de peptonurie.*

Le 15. Plus de râles appréciables. *Pas de peptonurie,*

L'autre observation est relative à un cas de pneumonie sans peptonurie, mais remarquable en ce que l'autopsie vint montrer de la façon la plus nette que l'exsudat pneumonique n'était pas encore entré en résolution.

VII (von Jaksch). — Un vannier, âgé de 19 ans, est amené au troisième jour de sa maladie avec tous les signes d'une pneumonie occupant tout le poumon droit. La fièvre est très intense (39° — 40°) : l'urine, au premier jour de l'observation, est dépourvue de peptone. Les trois jours suivants, persistance des signes physiques d'une pneumonie lobaire du poumon droit. L'urine est toujours dépourvue de peptone. Le malade meurt le quatrième jour.

L'autopsie montra une infiltration pneumonique de tout le poumon droit, sans trace de résolution, ainsi qu'il résulte du passage suivant du procès-verbal d'autopsie (prof. Eppinger).

Le poumon droit est adhérent à la plèvre par toute sa périphérie ; son tissu est dur, friable, complètement privé d'air, d'une coloration livide à la coupe ; la surface de section laisse échapper un liquide noirâtre.

La comparaison de ces deux observations est, il nous semble, assez significative : dans la première, la peptonurie se montre en même temps que les signes de résorption de l'exsudat, pour cesser avec les phénomènes de résolution ; dans la seconde observation, la maladie n'arrive pas à la période de résolution, et l'on ne voit pas apparaître la peptonurie.

Nous avons vu que Maixner avait rencontré la peptonurie dans les trois cas de pleurésie purulente où il l'avait recherchée. Dans le relevé de Jaksch, nous voyons que, sur cinq cas de pleurésie avec épanchement purulent, la peptonurie fit complètement défaut dans un cas. Comme ce fait semble en contradiction avec les résultats généralement observés, nous reproduisons ici, d'après Jakcsh, le résumé de l'observation.

VIII (**v.** Jaksch). — Le sujet de cette observation est une femme de 48 ans, chez laquelle l'exsudat purulent remplissait toute la moitié gauche du thorax. Une première ponction avait évacué 1,200 cent. cubes de liquide, une seconde, 1,700 cent. cubes. L'urine avait été examinée dans les premiers temps qui suivirent l'admission de la malade, puis avant et après chaque ponction. Le résultat de ces recherches fut toujours négatif.

L'autopsie montra que la plèvre, épaisse de plus d'un millimètre, était recouverte d'une couenne qui ressemblait à un dépôt calcaire.

Parmi les autres affections dans lesquelles Jaksch observa la peptonurie, nous ne voyons que le scorbut qui mérite pour l'instant une mention particulière. Les cas observés sont au nombre de sept : sur ces sept cas, trois s'accompagnèrent de peptonurie, et se terminèrent par la mort. Dans les quatre autres, il ne fut pas possible de trouver de peptone dans l'urine. Les quatre malades guérirent.

Ce fait mérite toute notre attention ; il est à souhaiter que de nouvelles observations, suivies avec soin, soient prises à ce point de vue. Si les données de Jaksch étaient confirmées, on voit quelle importance aurait cette notion au point de vue du pronostic.

Le tableau suivant résume les résultats des recherches de Jaksch dans un certain nombre d'autres affections.

Maladies.	Nombre de cas observés.	Résultats positifs.	Résultats négatifs.
Kyste ovarique purulent.....	1	1	»
Phtisie pulmonaire *suppurative*, associée à différents degrés à la méningite tuberculeuse	20	20	»
Infection puerpérale (suppurations étendues, etc.)........	4	4	»
Méningite septique consécutive à un trauma..........	1	1	»
Infection consécutive au typhus (décubitus avec foyers métastatiques)...............	1	1	»
Intoxication phosphorée......	3	1	2
Iléo-typhus.................	18	»	18
Typhus exanthématique......	3	»	3
Fièvre intermittente.........	9	»	9
Rougeole...................	10	»	10
Scarlatine.................	8	»	8
Diabète...................	12	»	12
Anémie pernicieuse.........	3	»	3
Bronchorrée...............	2	2	»
Carcinome de l'estomac......	1	1	»
Catarrhe intestinal chronique.	1	1	»

Nous ne donnons, d'après Jaksch, que les affections dans lesquelles la peptonurie fut constatée à une période quelconque, et un certain nombre seulement de celles qui fournirent des résultats négatifs. En réalité, les recherches de Jaksch portent sur 762 cas : nous n'avons indiqué ici que ceux qu'il a cru devoir rapporter.

Nous terminerons cet examen des travaux de Jaksch par l'exposé sommaire du procédé qu'il a employé.

L'urine, pour être essayée au point de vue de la peptone, ne devait présenter aucun trouble quand on y ajoutait du ferro-cyanure de potassium et de l'acide acétique. Lorsque cette condition était remplie, elle était traitée par l'acide phosphotungstique, et le précipité, après décomposition par la baryte, était examiné au point de vue de la réaction du biuret. Ce procédé offre, sur celui qu'employait Maixner, outre une plus grande sensibilité, l'avantage de la simplicité et d'une prompte exécution.

Nous avons vu déjà comment, en conservant les solutions colorées dans une série de verres à pied d'égales dimensions, Jaksch pouvait suivre d'un coup d'œil les oscillations dans les proportions de peptone pour les diverses périodes d'une même maladie.

Si maintenant, rapprochant les résultats obtenus par les deux observateurs, on cherche à formuler les conclusions qui s'en dégagent au point de vue de l'existence de la peptonurie dans le cours de certaines affections, on est conduit à énoncer les propositions suivantes :

Les processus morbides dans lesquels on a observé la peptonurie sont de deux ordres : généraux, comme le scorbut, l'empoisonnement par le phosphore; ou locaux, comme la pleurésie, le catarrhe chronique des bronches.

Les relations de la peptonurie avec les divers incidents qui marquent l'évolution du processus pathologique n'ont pu être saisies dans tous les cas ; toutefois on peut poser en fait que, dans les processus exsudatifs qui s'accompagnent de peptonurie, celle-ci accompagne la résorption de l'exsudat.

De plus, Jaksch, envisageant seulement les résultats fournis par l'étude particulière du rhumatisme articulaire aigu, formule les conclusions suivantes :

1° La peptonurie est constante dans le cours du rhumatisme articulaire aigu ;

2° Elle survient seulement à de certaines périodes de cette affection, — alors que les lésions articulaires entrent en voie de régression ;

3° Son apparition est indépendante de la marche de la température ;

4° Son intensité dépend de l'intensité et de l'étendue des lésions articulaires et de la rapidité de résorption des épanchements ;

5° Elle persiste tout au plus trois ou quatre fois vingt-quatre heures après la disparition de la lésion articulaire.

Ces conclusions sont justifiées par l'examen des observations relatives à l'apparition et à la marche de la peptonurie dans les diverses maladies. Nous les énonçons ici, en y insistant tout particulièrement, car elles ne doivent pas être perdues de vue dans la discussion des conditions pathogéniques de la peptonurie et dans l'étude de la signification clinique de ce symptôme.

CHAPITRE IV.

CONDITIONS PATHOGÉNIQUES ET SIGNIFICATION CLINIQUE
DE LA PEPTONURIE.

L'existence de la peptone étant constatée dans l'urine
de certains malades, une question se pose naturelle-
ment :

Comment expliquer l'apparition de la peptone dans
l'urine ?

Gérhardt avait incriminé l'influence d'une température constamment élevée, qui, selon lui, favoriserait la
transformation de l'albumine du plasma en peptone.
Sénator semble disposé à admettre que la peptone trouvée dans l'urine est un produit artificiel formé au cours
des expériences auxquelles on soumet ce liquide. Ces
opinions ne présentent qu'un intérêt historique; nous
savons déjà que les procédés employés par ces auteurs
étaient défectueux, et cette seule considération doit
nous engager à faire table rase de leurs conclusions.

Maixner fait d'abord remarquer que l'existence de la
peptonurie a été constatée dans des circonstances mul-
tiples : en effet, un simple examen des cas observés
montre qu'il s'agit à la fois d'affections générales et locales, aiguës et chroniques.

Éliminant d'abord cette idée, que la peptone trouvée

dans l'urine serait celle qui se forme dans l'acte de la digestion, ce qui est contraire à tous les faits observés, Maixner est conduit à examiner ces deux hypothèses :

Ou bien il survient dans l'organisme des processus locaux dont les produits fournissent de la peptone et la laissent passer dans le sang ;

Ou bien cette peptone se forme dans le sang ou dans les tissus, en même temps que les autres produits de dédoublement, par destruction des matériaux albuminoïdes.

Or, les données physiologiques contredisent formellement cette dernière opinion ; et si, d'autre part, en examinant les cas qui fournissent des résultats positifs, on remarque que la plupart appartiennent à des maladies inflammatoires et surtout à celles qui s'accompagnent de suppuration, on est en droit de penser que, ces affections étant toutes locales, la cause première, l'origine de la peptonurie est elle-même toute locale.

Mais quelle est cette cause?

Maixner, analysant l'urine d'un malade atteint de pyélonéphrite, fut frappé de l'intensité extrême avec laquelle se manifesta la réaction du biuret. Or, cette urine renfermait du pus en abondance : de là à rattacher à l'existence du pus l'origine de la peptone, il n'y avait qu'un pas.

Il fallait d'abord s'assurer que la peptone existe dans le pus. Déjà Eichwald avait annoncé que ce produit renferme des peptones, et il pensait que le principe du pus qui retient ces peptones est la pyine, dont il faisait une variété particulière de mucine. Cette manière de voir fut alors généralement adoptée ; toutefois les expérimentateurs restèrent divisés sur le point de savoir si l'existence de la pyine est constante, les uns, avec Eichholz, affirmant qu'elle se trouve toujours dans le pus ; les autres, avec Vogel et Rokitansky, soutenant qu'elle n'apparaît que dans le pus de mauvaise nature.

Les expériences instituées par Maixner pour élucider cette question le conduisirent à affirmer l'existence constante de la peptone dans le pus. Les intéressantes recherches de Hofmeister vinrent confirmer pleinement cette conclusion, en démontrant de plus que cette peptone y est retenue par les globules blancs lorsqu'ils sont à l'état d'intégrité.

Il était dès lors permis de penser que la peptonurie était sous la dépendance d'un processus pyogénique. Cette idée inspira les recherches de Ludwig sur le sang leucémique, et de Jaksch sur le rhumatisme articulaire aigu. Se fondant sur ce qu'il n'existe pas de différence constatée entre les globules de pus et les leucocytes, le premier chercha la peptone dans le sang leucémique riche en globules blancs, et il en trouva constamment. D'un autre côté, Jaksch fait remarquer que les épanchements articulaires d'origine rhumatismale renferment toujours une proportion notable d'éléments figurés qui ne sont autres que des leucocytes, et, en vertu de cette remarque, il assimile l'exsudat rhumatismal riche en cellules (*zellenreich*) à un véritable exsudat purulent.

Ainsi, tous les observateurs que nous venons de citer sont unanimes dans leurs conclusions ; les globules blancs fixent de la peptone, d'où l'existence de cette substance dans le sang leucémique, dans les exsudats purulents et dans les épanchements renfermant une certaine proportion de leucocytes.

Cela posé, nous devons examiner comment la peptone provenant de ces diverses origines peut apparaître dans l'urine, quelles sont les conditions de cette migration, puis examiner et discuter à ce point de vue les divers faits cliniques.

Nous n'aborderons pas l'étude de l'origine de la peptone fixée sur les globules blancs, parce que cette question ne se rattache qu'indirectement à la peptonurie, et parce que nous ne croyons pas que les divers observateurs soient arrivés à un résultat concluant à ce sujet. Que cette peptone naisse sous l'influence d'un ferment ou par le fait d'actes physiologiques dont le mécanisme intime nous échappe complètement, son existence n'en est pas moins un fait constant dans les circonstances que nous avons signalées.

D'abord, comment la peptone passe-t-elle d'un foyer purulent dans l'urine? Tous les auteurs sont d'accord pour admettre que cette substance, en vertu de sa facile diffusibilité, passe sans difficulté dans le courant circulatoire, et de là dans l'urine. Cette explication est rationnelle; toutefois, elle soulève une première question.

Pourquoi la peptone ainsi parvenue dans le sang n'est-elle pas utilisée dans l'économie comme la peptone formée dans l'acte de la digestion, et est-elle toujours éliminée? Nous pensons qu'il est impossible de répondre à cette question d'une manière tout à fait satisfaisante. Il est vrai que ce fait pourrait trouver, jusqu'à un certain point, son explication dans les remarques de Plosz sur les transformations subies par la peptone digestive. D'après cet auteur, la peptone résultant du travail digestif subirait sa transformation dans le foie. Or, toute portion de cette peptone qui arriverait à traverser le foie sans y être modifiée, ou qui passerait directement du chyle dans le sang, en un mot toute portion de peptone parvenue dans la circulation générale, serait nécessairement éliminée. Nous nous contentons de rappeler cette opinion, qui ne nous paraît devoir être acceptée que sous toutes réserves, et nous pensons que cette question appelle de nouvelles recherches.

Une seconde question qui se pose à propos de l'origine de la peptone urinaire est celle-ci : pourquoi la peptonurie n'existe-t-elle pas dans tous les exsudats purulents ou riches en leucocytes ? Cette question se rattache à l'étude des conditions d'apparition de la peptone dans l'urine ; nous allons les passer successivement en revue.

En premier lieu, il est nécessaire que les éléments figurés qui retiennent la peptone soient atteints dans leur vitalité. Il résulte des travaux de Hofmeister sur ce sujet, que les cellules du pus retiennent la peptone tant qu'elles conservent leur intégrité. Mais viennent-elles à subir un travail quelconque de désintégration, à être frappées de mort, elles abandonnent alors cette peptone, qui, devenue libre, peut être reprise par le courant sanguin ou par toute autre voie d'absorption qu'elle trouvera ouverte. C'est ce qui explique la coïncidence entre l'apparition de la peptonurie et la régression des phénomènes inflammatoires locaux dans tous les cas où elle a été observée. En effet, pour être aptes à subir la résorption, les leucocytes subissent la transformation bien connue que l'on désigne sous le nom de dégénérescence granulo-graisseuse, et qui n'est autre chose qu'un processus de désintégration, une mort des cellules. Par le fait même de cette destruction, les leucocytes abandonnent les éléments qu'ils retenaient à l'état d'intégrité, et en particulier la peptone. Cette conclusion reçoit une confirmation éclatante des observations de Jaksch, sur le rhumatisme articulaire aigu, qui montrent la peptone apparaissant constamment dans l'urine au moment où le gonflement des articulations diminue ou disparaît, et de celles de Maixner et de Jaksch relatives à la pneumonie, dans lesquelles on voit la peptonurie n'apparaître qu'à la période de résorption de l'exsudat.

La conséquence qui découle de ce fait est la suivante : La durée de la peptonurie sera en rapport avec la durée du stade de résolution ; son intensité sera en raison de l'abondance et de la richesse cellulaire de l'exsudat, de l'étendue de la surface de résorption, de la perméabilité et de la vascularité de cette surface.

Ces considérations permettent d'expliquer un grand nombre de faits cliniques en apparence contradictoires. Celles qui sont relatives à l'abondance et à la richesse de l'exsudat, à l'étendue de la paroi absorbante s'expliquent d'elles-mêmes, et se démontrent aisément par l'examen clinique. Quant à la perméabilité de la paroi, elle joue un rôle à la fois si intéressant et si important, qu'on nous permettra d'y insister plus longuement.

Tout le monde est d'accord pour reconnaître que, toutes choses égales d'ailleurs, une membrane animale absorbe d'autant mieux qu'elle est plus vasculaire. Mais, outre la condition de vascularité, sa perméabilité est sous la dépendance de deux facteurs : son état de plus ou moins grand épaississement, et la compression à laquelle ses éléments, vasculaires et autres, sont soumis.

Qu'un épanchement abondant occupe la plèvre, par exemple, il est possible que cet épanchement, à raison même de son abondance, trouve une difficulté sérieuse à se résorber. La compression qu'il détermine sur les parois pleurales, en empêchant la béance des vaisseaux de ces parois, sera un obstacle à la résorption. Dans ce cas, bien que les cellules de l'exsudat aient subi la dégénérescence granulo-graisseuse, et par suite mis de la peptone en liberté, cette peptone n'apparaîtra pas dans l'urine, parce que les voies intermédiaires ne sont pas perméables. Mais qu'une ponction, même légère, soit pratiquée dans ces conditions, et l'on pourra constater alors une peptonurie intense. Maixner et Jaksch ont observé des faits de ce genre.

Mais supposons que la ponction ait été pratiquée, verra-t-on nécessairement apparaître la peptonurie ? Non, car il peut arriver que, en dehors de la compression, les parois de l'épanchement soient le siège d'un autre phénomène s'opposant également à la résorption,

mais sur lequel la ponction ne peut avoir aucune influence. Tel est le cas rapporté par Jaksch, et que nous
avons reproduit (obs. VIII), dans lequel deux ponctions
successives pratiquées pour un épanchement purulent
de la plèvre n'amenèrent pas un instant la peptonurie.
L'autopsie vint rendre compte de cette anomalie, en
montrant que la plèvre présentait un épaississement
incompatible avec les phénomènes de résorption.

Voici, du reste, une observation de Jaksch qui est
très instructive à ce point de vue : elle est d'autant plus
concluante que les faits cliniques ont été observés avec
le plus grand soin, et que l'autopsie a permis de confirmer toutes les données que nous venons d'exposer à
propos de la peptonurie.

IX. (von Jaksch, *Prager med. Wochenschrift*, 1881). Il s'agit d'une
domestique de 27 ans, entrée le 25 janvier 1881 à la clinique de
Prague, pour une tumeur hypogastrique à évolution lente, qui
existait depuis environ un an, et avait amené la malade à un état
de profond épuisement.

Voici ce qu'on peut constater lors de l'admission de cette femme
à la clinique.

L'abdomen est énormément développé, très fortement tendu,
couvert de nombreuses vergetures : il mesure 53 centimètres de
l'appendice xiphoïde à la symphyse pubienne ; sa circonférence est
de 905 millimètres au niveau de l'ombilic : la circonférence maxi-
mum à 8 centimètres au-dessous de ce point, atteint 95 centimètres.

A la palpation, on perçoit une tumeur ayant son origine dans la
fosse iliaque droite, mal limitée en haut, se laissant au contraire
très facilement délimiter à gauche. Cette tumeur est complètement
immobile, fluctuante, lisse à la surface. Quand on la fixe entre les
deux mains et qu'alors on lui imprime une légère secousse, on en-
tend, même à distance, un bruit de glouglou à timbre métallique.

La percussion de l'abdomen, la malade étant dans le décubitus dorsal, donne un son tympanique dans presque toute l'étendue de la tumeur : dans la fosse iliaque droite seulement, sur une ligne à peu près parallèle au ligament de Poupart, et à 6 centimètres au-dessus de ce ligament, le son est obscurci.

Le toucher permet de constater que la tumeur est en connexion intime avec l'utérus. Le vagin est attiré en haut, sa paroi antérieure se moule sur la tumeur : l'utérus, en antéversion légère, est repoussé à gauche ; du côté droit on ne peut percevoir ses annexes. A gauche, on peut atteindre l'ovaire, qui paraît considérablement augmenté de volume.

L'exploration du rectum montre que cet organe ne présente aucune adhérence avec la tumeur.

D'après ces données, on porta le diagnostic de kyste gazeux de l'ovaire droit. La malade, qui était, nous l'avons dit, extrêmement débilitée, fut alimentée le plus qu'il fut possible, et on lui proposa en vue d'une opération radicale éventuelle, de la transporter à la clinique gynécologique ; mais elle s'y refusa, et on la garda dans la première clinique interne.

Les symptômes observés chez la malade, du 25 janvier au 2 février, furent : une constipation opiniâtre, que l'on combattit avec les lavements, les infusions de séné et les préparations de rhubarbe, — un sentiment de tension et de douleur dans l'abdomen, — l'anorexie, des renvois acides, des nausées, des vomissements abondants (deux ou trois chaque jour), et une perte des forces rapidement progressive.

L'urine présenta, pendant cette période, des traces d'albumine, pas de peptone, pas de matières colorantes de la bile.

Le 2 février, à la visite du matin, nous constatâmes que la circonférence du ventre avait considérablement diminué. L'examen de la tumeur montra qu'elle avait, en effet, diminué notablement : le bruit métallique signalé plus haut n'existait plus : aucune modification dans l'état général.

L'urine du 2 au 3 février (de 8 h. du matin à 8 h. du matin) donna une réaction de peptone extrêmement intense : l'élimination de la peptone continua jusqu'à la mort de la malade, arrivée le 21 février.

La coïncidence frappante de l'affaissement de la tumeur et de l'apparition de la peptone dans l'urine, les notions que nous possédons sur la peptonurie, tout cela légitime la supposition qu'une grande quantité de corpuscules purulents en voie de désintégration étaient entrés subitement en résorption. De plus, il n'était pas invraisemblable que ce pus provînt de l'ouverture de la tumeur dans la cavité péritonéale. Cette opinion, que déjà je soutenais alors contre mes collègues, se trouvait fortifiée par ce fait, que l'examen microscopique quotidien des vomissements et des selles ne fît découvrir aucun produit, tel que corpuscules de pus, cylindres épithéliaux, cristaux de cholestérine, etc., qui parlât en faveur de l'ouverture de la tumeur dans l'intestin.

Les jours suivants (3 au 8 février), on constata un nouveau retrait de la tumeur. Les vomissements persistèrent, ainsi que la constipation : la peau prit une coloration jaune prononcée; le pouls était petit, modérément fréquent (90-100), la température normale.

A partir du 9 février, la tumeur recommença à grossir lentement: toux, expectoration jaune verdâtre. Une nouvelle exploration donna les résultats du premier examen. Le pouls radial restait constamment petit, la malade extrêmement faible. L'urine, rare, renfermait beaucoup de peptone, et encore des traces d'albumine.

Le 17. Collapsus extrême, teint ictérique, persistance des vomissements. Les matières vomies ont une odeur fécaloïde très prononcée. Pouls très petit, 140-150 pulsations à la minute. Décubitus.

Les jours suivants, persistance des vomissements fécaloïdes, bien qu'il y ait, sans l'aide de laxatifs, deux ou trois selles dans les vingt-quatre heures.

L'abdomen est énormément développé ; au-dessous du rebord des côtes du côté droit se dessine une saillie globuleuse, qui donne un son tympanique à la percussion. La tumeur abdominale a repris son volume du début; elle est fluctuante, et, en la secouant, on perçoit un son métallique et un bruit de glouglou. L'urine, ictérique, renferme un peu d'albumine et beaucoup de peptone.

Dans les dernières vingt-quatre heures, survient un œdème de la moitié droite de la face; le pouls radial n'est plus perceptible : au cœur on compte 150 pulsations.

Mort le 21 février 1881, à trois heures et demie du soir.

Autopsie. (prof. Eppinger). — Tumeur globuleuse, s'avançant de la cavité pelvienne dans l'abdomen, fluctuante, adhérente, par l'intermédiaire du grand épiploon, d'un côté à la paroi abdominale antérieure, de l'autre à la fosse iliaque. *Elle présente en tous ses points une paroi ferme, comme albuginée.* L'épiploon étant enlevé, on trouve en arrière, au-dessous des circonvolutions intestinales attirées en haut, ainsi qu'en arrière de la tumeur dans le bassin, des masses pultacées, blanchâtres, entremêlées de particules calcaires brillantes, masses d'une odeur infecte, semblables à du pus. Elles siègent particulièrement, par suite d'adhérences avec le côlon transverse et une circonvolution de l'intestin grêle, au sommet ou à la convexité de la tumeur.

Après qu'on a tiraillé la portion supérieure du jéjunum et détruit ses adhérences avec la tumeur, celle-ci apparaît comme une masse sacciforme partant du ligament large du côté droit, ayant 14 centimètres de largeur sur 25 de hauteur. Le ligament large constitue un pédicule qui fixe la tumeur à l'utérus, pédicule auquel la trompe droite est adhérente sur une longueur de 12 centimètres. La tumeur elle-même présente deux cavités, remplies de gaz et de masses puriformes, pultacées, extrêmement fétides, dans lesquelles on trouve des cheveux, de l'épithélium et des cristaux de cholestérine. La paroi de la tumeur offre une épaisseur de 8 millimètres : sa surface interne est tapissée, sur toute son étendue, par une membrane gélatiniforme, sur laquelle se trouvent de nombreuses masses mamelonnées d'origine épithéliale, et des touffes de cheveux.

Comme cause de la mort, on trouve un volvulus (*achsendrehung*) de l'intestin grêle, et la compression de cet intestin par une bride d'adhérence.

L'examen microscopique des masses puriformes, pultacées, trouvées en dehors de la tumeur dans la cavité abdominale, montra des corpuscules purulents désorganisés, de nombreuses lamelles de cholestérine et de cellules épithéliales isolées. On trouva la même composition au liquide épais, visqueux, contenu dans la tumeur.

Nous avons tenu à rapporter tout au long cette observation de Jacks ; voyons maintenant comment il l'interprète :

« Si l'on cherche, dit-il, à se faire, d'après les données cliniques et anatomiques, une idée de la marche de la maladie, voici ce qu'on pourrait dire :

« La malade souffrit, dès son jeune âge, d'un kyste

dermoïde du côté droit, lequel, selon toute apparence, commença à grossir à la suite d'un accouchement, et devint plus tard la source des accidents relatés dans l'observation. Par le fait de son extension croissante, il contracta des adhérences avec le côlon. C'est cette circonstance peut-être qui provoqua la suppuration du kyste, quand les causes d'inflammation qui existent d'une façon permanente dans l'intestin eurent ainsi une occasion de se propager au kyste par cette voie. Par suite de mouvements péristaltiques exagérés, — provoqués peut-être par les laxatifs administrés à la malade —, l'adhérence entre le côlon et la tumeur se rompt, et en ce point se trouve constitué un lieu de moindre résistance. Les contractions exagérées des muscles abdominaux, dont les vomissements furent l'occasion, provoquèrent une rupture de la tumeur au point par lequel elle adhérait autrefois au côlon : le contenu du kyste se répandit dans la cavité abdominale, et fut alors en partie résorbé par le péritoine.

« Cette résorption des masses purulentes évacuées dans la cavité abdominale se manifesta alors par l'apparition de la peptonurie. A une époque plus avancée de la maladie, la tumeur se fusionna de nouveau avec le côlon à l'endroit de la perforation, en sorte que celle-ci se trouva oblitérée, et les anciens rapports, par suite, rétablis. Mais alors se produisit un nouvel incident : l'adhérence simultanée d'une anse du jejunum au point même de connexion du kyste avec le côlon transverse, ce qui avait amené l'occlusion de l'intestin, et finalement la mort.

« Quelle fut, dans ce cas, la cause de la peptonurie ? Les données de l'autopsie ne laissent aucun doute sur ce fait, que la peptone provenait des masses puriformes parvenues dans le péritoine à la faveur d'une rupture du kyste. Elle n'a pas été cédée au sang par le liquide trouvé dans la tumeur : cela ressort de l'observation clinique, qui montre la peptonurie apparaissant simultanément avec l'affaissement de la tumeur. *La paroi du kyste, épaisse, peu vasculaire, ne permettait pas la résorption de son contenu.* Mais, dès que celui-ci passa dans la cavité péritonéale, les conditions du passage dans le sang se trouvèrent remplies.

« L'apparition de la peptone dans l'urine coïncidait avec l'affaissement de la tumeur. Ce dernier symptôme aurait, par lui-même, à peine autorisé à porter le diagnostic : rupture du kyste, puisque les autres circonstances qui accompagnent en général un cas semblable faisaient défaut. Ce fait aurait même pu donner lieu à des doutes sur la justesse du diagnostic. L'apparition de la peptonurie démontrant alors avec certitude qu'une collection riche en peptone (pus désorganisé) était entrée en voie de résorption, il était d'une vraisemblance extrême que ces matériaux provenaient de la tumeur subitement affaissée, opinion qui fut pleinement confirmée par la marche ultérieure de la maladie et par l'autopsie. »

Cette observation et les réflexions qui la suivent nous dispensent de tout commentaire. Elle établit d'une manière concluante l'influence des conditions énoncées plus haut relativement à la production de la peptonurie.

Elle permet d'entrevoir le parti qu'on pourrait tirer de l'examen de ce symptôme au point de vue du diagnostic dans certains cas donnés.

Voici enfin une dernière observation qui nous paraît non moins concluante : dans ce cas, la peptonurie fut intermittente, et l'autopsie vint expliquer de la façon la plus claire la signification des faits cliniques observés :

X. (v. Jaksch). — Un homme de 27 ans fut apporté à la Clinique le 25 janvier 1880, avec tous les symptômes de la méningite cérébro-spinale. La maladie présente des allures insolites, en ce sens que les symptômes méningés et la fièvre récidivèrent plusieurs fois (méningite cérébro-spinale intermittente). A chaque récidive, la peptonurie survenait, puis allait en diminuant, pour disparaitre entièrement.

On peut conclure de là que chaque nouvelle apparition de la fièvre indiquait une nouvelle poussée de la maladie, par conséquent une infiltration récente de pus dans les méninges, conception pour laquelle plaident tous les symptômes cliniques, puisque avec l'invasion de la fièvre survenait l'exacerbation des symptômes nerveux, tels que l'opisthotonos, la paralysie faciale. La coïncidence de la peptonurie avec la chute de la température indiquait qu'une partie de l'exsudat formé dans les méninges rachidiennes s'était résorbé.

A l'appui de cette interprétation, l'autopsie montra dans les méninges des foyers inflammatoires d'âges différents. A la base du cerveau se trouvaient des dépôts d'un pus épais, crémeux. Dans la moelle dorsale, on ne trouva pas de pus dans les méninges, mais bien des néoformations conjonctives : la dure-mère était adhérente à la pie-mère, et toutes deux à la substance médullaire. La portion inférieure du canal rachidien montrait en tous ses points de récentes infiltrations purulentes des méninges : il s'y trouvait également une néoplasie conjonctive, mais seulement dans une petite zone tout à fait circonscrite.

On peut donc conclure, avec l'auteur, que, quand la peptonurie apparut après le premier accès de fièvre, une partie de l'exsudat déposé dans les méninges était en voie de résorption, tandis que les résidus de l'inflammation donnaient lieu à la formation conjonctive, à l'épaississement des méninges et à leur adhérence.

Que la peptonurie cesse à une époque ultérieure de la maladie, on peut admettre, ou que le processus inflammatoire s'est arrêté, ou bien, si les symptômes méningés persistent, que le processus aigu est devenu chronique, et que par suite des néoplasies conjonctives sont en voie de formation dans les méninges.

Comment expliquer maintenant l'apparition de la peptonurie dans les processus morbides non inflammatoires ?

Il convient d'abord de faire remarquer que, si ce symptôme a été observé dans la tuberculose pulmonaire, dans tous les cas observés, il existait des foyers de suppuration très étendus dans les poumons, ce qui permet de ranger tous ces faits dans la catégorie des affections qui s'accompagnent de formation de pus. Mais à côté de cas qui peuvent s'expliquer de la même façon, il en est d'autres dans lesquels cette explication n'est plus acceptable. Tels sont notamment les faits d'intoxication phosphorée, de scorbut, de cancer stomacal, de catarrhe intestinal chronique.

La peptonurie a été constatée de la façon la plus nette dans l'empoisonnement par le phosphore, par Schultzen et Riess, Maixner, Jaksch. Notons toutefois qu'elle ne s'est pas montrée dans tous les cas observés.

L'étiologie de la peptonurie est, dans ces cas, entourée de quelque obscurité. Les faits positifs, les expériences précises manquent pour juger la question. Toutefois, les auteurs allemands ont émis des hypothèses que nous allons examiner sommairement.

Maixner invoque l'influence d'un ferment, assimilant ainsi l'intoxication phosphorée aux maladies infectieuses, qui sont manifestement produites par des ferments organisés. Les symptômes de cette intoxication présentant beaucoup d'analogie avec ceux de l'atrophie jaune aiguë, maladie infectieuse, il voit dans cette dernière affection le trait d'union entre les maladies infectieuses proprement dites et l'empoisonnement par le phosphore, et il admet que dans tous ces cas, un même agent, c'est-à-dire un ferment produit la peptone.

Quelque ingénieuse que soit cette hypothèse, nous aimons beaucoup mieux l'explication de Jaksch. Ce dernier auteur croit que la dégénérescence graisseuse des organes entraîne comme phénomène corrélatif une mortification en masse et une destruction des leucocytes, d'où la peptonurie.

Cette interprétation a l'avantage d'être plus générale que la première, en ce sens qu'elle n'exclut pas l'idée du ferment invoqué par Maixner : au contraire, elle va

plus loin, en expliquant le mode d'action de ce ferment,
à supposer qu'il existe. En outre, la théorie de Jaksch
rend mieux compte de tous les faits observés ; elle
s'applique également à la peptonurie survenant dans le
cours du scorbut, du cancer de l'estomac, et indiquant
alors une déchéance profonde de l'organisme, dont la
mortification des leucocytes est en quelque sorte la tra-
duction extérieure.

Il n'est pas possible d'invoquer contre cette manière
de voir les faits de leucémie, dans laquelle le sang est
riche en peptone sans qu'il survienne cependant de
peptonurie ; dans la leucémie, les globules blancs sont
en très forte proportion dans le sang, il est vrai, mais
ces globules ont conservé leur intégrité, ce qui exclut
la possibilité de la peptonurie.

Il nous reste, pour compléter cette étude, à examiner
plusieurs points que soulève la question de la peptonurie,
et qui n'ont pu trouver place dans le courant de ce travail.

Un premier point est celui-ci : la peptonurie a-t-elle
été observée dans les cas d'épanchements purement
séreux, tels que l'exsudat pleural simple, par exemple ?
La théorie que nous avons exposée permet de répondre :
non. A l'appui de la théorie viennent les observations
publiées, qui montrent que la pleurésie et la péritonite
séreuse ne s'accompagnent jamais de peptonurie.
Enfin, les recherches de Maixner établissent que la
peptone n'existe pas dans les épanchements séreux,
inflammatoires ou non, de la plèvre et du péritoine, ni
dans le liquide de l'hydrocèle.

On peut se demander, et l'on s'est demandé en effet, s'il existe une relation entre la peptonurie et l'albuminurie, entre la peptonurie et l'état de la température du corps. Les observations et le témoignage des expérimentateurs s'accordent pour nier toute relation entre ces différents états. L'albuminurie et la peptonurie ne s'excluent pas l'une l'autre; leur coïncidence annonce simplement la coexistence de deux processus distincts, rien de plus.

Enfin, signalons un point intéressant des observations de Jaksch sur la peptonurie dans le rhumatisme articulaire aigu. Il est remarquable que, dans la plupart des cas, on voit la peptonurie suivre presque invariablement l'administration du salicylate de soude. Les considérations que nous avons développées pourraient suffire à expliquer le fait, si l'on veut bien remarquer que le salicylate amène presque infailliblement la disparition des phénomènes articulaires, et par conséquent la résorption de l'épanchement.

On s'est demandé cependant si le salicylate n'aurait pas une action particulière, directe, sur les éléments de l'exsudat, et notamment sur les corpuscules qui retiennent la peptone.

Hofmeister a entrepris sur ce sujet de très intéressantes expériences, qui consistent à mettre en présence, dans un récipient, une certaine portion d'exsudat riche en globules et une solution saline. Il a constaté que, dans ce cas, le salicylate de soude tue directement les cellules. Jaksch admet, d'après ces expériences, que le salicylate a une action destructive sur les éléments cellulaires, et que cette action a pour conséquence la prompte résorption des exsudats.

On voit que, loin de constituer un fait contradictoire, ce résultat est parfaitement compatible avec la théorie; il n'est pas impossible d'admettre que le plus souvent les deux actions s'ajoutent pour hâter la résorption.

Après tout ce que nous venons de dire sur la peptonurie, on nous dispensera d'insister longuement sur l'application de ce symptôme au diagnostic des maladies.

L'application de la peptonurie au diagnostic est légitime, aussi légitime que celle de l'albuminurie, cela est incontestable. Mais quelle valeur doit-on lui attribuer?

Les exemples que nous avons cités démontrent d'une façon évidente que la peptonurie pourrait, dans nombre de cas, expliquer les faits cliniques. Jaksch a même pu, par l'observation de ce symptôme, expliquer certains incidents survenus dans le cours de la méningite cérébro-spinale, d'un kyste de l'ovaire; et ses conclusions ont été vérifiées à l'autopsie. Mais ces faits ne peuvent, quant à présent du moins, être considérés que comme de rares et brillantes exceptions.

Le même auteur parle de l'application de la peptonurie au diagnostic différentiel entre la méningite cérébro-spinale tuberculeuse et la méningite cérébro-spinale épidémique. Théoriquement, ses considérations sont parfaitement légitimes; mais en fait, combien de méningites tuberculeuses, dans le nombre de celles qui se présentent à l'observation du médecin, sont exemptes de complications inflammatoires en un point quelcon-

que de l'organisme, pour que la présence ou l'absence
de peptonurie puisse permettre de porter uu diagnostic certain sur la considération de ce seul symptôme ?

On peut dire encore que là où la peptonurie existe,
l'examen de tous les autres symptômes est suffisant pour
asseoir solidement le diagnostic.

Enfin, il faut bien reconnaître que, en présence des
procédés délicats dont l'emploi est nécessaire pour la
recherche de la peptone dans l'urine, l'application clinique de ce symptôme est entourée de difficultés, et que,
de ce fait, il perd singulièrement de sa valeur au point
de vue pratique.

Quoi qu'il en soit, nous pensons que toutes ces rai-
sons, loin de les détourner de l'étude de la peptonurie,
doivent, au contraire, engager les observateurs, les cliniciens surtout, à diriger leur attention de ce côté. La
science ne peut que gagner à l'étude attentive et complète des faits. Peut-être cette notion de la peptonurie
trouvera-t-elle plus tard, dans la pratique, des applications que nous ne prévoyons pas. En tout cas, les résultats auxquels sont parvenus ceux qui ont creusé cette
question, nous ont paru assez intéressants pour méri-
ter d'être étudiés avec quelque détail. C'est cette considération qui nous a engagé à exposer l'état actuel de la
science sur ce point.

CONCLUSIONS.

I. — La peptone s'observe dans l'urine de certains malades : parmi les procédés employés pour l'y déceler, les seuls vraiment rigoureux et précis sont ceux qu'a indiqués Hofmeister.

II. — La peptonurie se montre dans deux groupes d'affections bien distinctes : les unes locales, les autres générales.

III. — Dans les affections locales, la peptonurie est liée à la résorption d'un exsudat riche en éléments cellulaires.

IV. — Dans ces cas, les conditions qui influent sur l'apparition, la marche, l'abondance et la durée de la peptonurie sont en rapport, les unes avec l'exsudat lui-même (abondance, richesse en globules, désorganisation et résorption plus ou moins rapide de ces mêmes globules, etc.), les autres avec l'état des parois qui le renferment (étendue de la paroi, perméabilité, vascularité, compression par l'épanchement, ancienneté de l'affection).

V. — Dans les affections générales, la peptonurie semblerait se rattacher à une désorganisation en masse des leucocytes.

VI. — Dans tous les cas, elle est indépendante de l'albuminurie, ainsi que de l'état de la température du corps.

VII. — La peptonurie a pu, dans plusieurs affections, permettre de comprendre certains épisodes cliniques : toutefois, son application au diagnostic n'a de valeur que dans des circonstances extrêmement restreintes.

INDEX BIBLIOGRAPHIQUE

MIAHLE. — Sur la digestion des matières albuminoïdes, 1846.

— De l'albumine et de ses divers états, in Union médicale, 1852.

— Chimie appliquée à la physiologie. Paris, 1856.

LEHMANN. — Virchow's Archiv., t. XXX, p. 593, und XXXVI, p. 125.

HENNINGER. — De la nature des peptones et de leur rôle physiologique. Th. de Paris, 1878.

PŒHL. — Contribution à l'étude de la peptone. Th. de St-Péterbourg, 1883.

HARLEY. — Albuminuria, its chemistry, physiology, pathology and treatement, in Med. Times and Gazette, novemb. 1865, p. 569-570.

FRERICHS. — Leberkrankheiten, Bd. I, s. 213.

EICHWALD. — Die Colloidentartung der Eierstöcke, in Würzb. med. Zeitschrift, 1864, 350.

GERHARDT. — Ueber die Eiweissstoffe des Harns, in Archiv. für Klin. Med., t. V, 212, 1868.

— Wien. med. Presse, 1871, n° 1.

SCHULTZEN UND RIESS. — Ueber acute Phosphowergiftung und Leberatrophie, in Charité-Annalen. Berlin, 1869.

OBERMÜLLER. — Beiträge zur Chemie des Eiweissharns, diss. Würzburg, 1873.

SENATOR. — Ueber die im Harn vorkommenden Eiweisskörper, in Virchow's Archiv. Bd. LX. s. 476, n. 486.

PETRI. — Versuche zur Chemie des Eiweissharns, diss. Berlin, 1876.

LEUBE. — Ueber das Vorkommen von Paralbumin im Harn, in Sitzungsber. der phys. med. Soc. zu Erlangen, 1878, 10.

— Chem. Centralblatt, 1879, 239.

ALEXANDER SCHMIDT. — Archiv. für die gesammte Physiologie, von Pflüger, 13, 108.

SCHMIDT-MÜHLHEIM. — Archiv. f. Physiologie, von du Bois-Raymond, 1879, 42. — 1880, 33 n. 48.

Plösz u. Gyergyai. — Archiv. f. die gesammte Physiologie, v. Pflüger,
  10, 552.

Maixner. — Ueber das Vorkommen von Eiveisspeptonen im Harn und
  die Bedingungen ihres Aufretens, in Vierteljahrsschrift f. die
  praktische Heilkunde, XXXVI Jahrgang, 1879, s. 75.
  — Prager Vierteljahrschr, 143, 78.

Hofmeister. — Zur Lehre der Peptonurie, in Zeitschrift. f. physiolo-
  gische Chemie, Bd. IV, p. 253, 1880.
  — Ueber das Pepton des Eiters, id. ibid., p. 268.
  — Ueber das Vorkommen von Pepton im Harn, und ein vereinfa-
  chtes Verfahren zum Nachweis desselben, in Prager med. Wochenschrift, 33, 1880.

Ludwig. — Viener med. Wochenschr., 1881, 122.

R. von Jaksch. — Zwei Fälle von Meningitis cerebrospinalis, in Pra-
  ger med. Wochenschrift, 30 u. 31, 1880.
  — Ueber die Peptonurie in dem acute Gelenkrhumatismus, ibid.,
  7, 8 u. 9, 1881.
  — Pneumocystovarium, ein casuistischer Beitrag zur Lehre der
  Peptonurie, ibid.. 14 u. 15, 1881.
  — Ueber die klinische Bedentung der Peptonurie, in Zeitschrift
  f. klinische Medicin, Bd. VI. Berlin, 1883.

Pietro Grocco. — Sulla peptonuria, in Annali universali di medicina
  e chirurgia. Milan, novembre 1883.

www.ingramcontent.com/pod-product-compliance
Ingram Content Group UK Ltd.
Pitfield, Milton Keynes, MK11 3LW, UK
UKHW022345130726
13694UKWH00006B/1269